Paola Lisset Acevedo Quezada
Aurora Beatriz Ortiz Cruz

Protocolo de atención para pacientes

Paola Lisset Acevedo Quezada
Aurora Beatriz Ortiz Cruz

Protocolo de atención para pacientes

con absceso profundo de cuello de origen dental. A propósito de un caso

Editorial Académica Española

Imprint

Any brand names and product names mentioned in this book are subject to trademark, brand or patent protection and are trademarks or registered trademarks of their respective holders. The use of brand names, product names, common names, trade names, product descriptions etc. even without a particular marking in this work is in no way to be construed to mean that such names may be regarded as unrestricted in respect of trademark and brand protection legislation and could thus be used by anyone.

Cover image: www.ingimage.com

Publisher:
Editorial Académica Española
is a trademark of
Dodo Books Indian Ocean Ltd. and OmniScriptum S.R.L publishing group

120 High Road, East Finchley, London, N2 9ED, United Kingdom
Str. Armeneasca 28/1, office 1, Chisinau MD-2012, Republic of Moldova, Europe
Printed at: see last page
ISBN: 978-613-9-40129-1

Copyright © Paola Lisset Acevedo Quezada, Aurora Beatriz Ortiz Cruz
Copyright © 2024 Dodo Books Indian Ocean Ltd. and OmniScriptum S.R.L publishing group

Protocolo de atención para pacientes con absceso profundo de cuello de origen dental en el Hospital General de Xoco: A propósito de un caso.

Autores: *PAOLA LISSET ACEVEDO QUEZADA.
**AURORA BEATRIZ ORTIZ CRUZ.

ÍNDICE

INTRODUCCIÓN

El absceso profundo de cuello es una entidad clínica potencialmente grave. El tratamiento y manejo inadecuado puede conducir a la progresión del mismo y estar asociado con una alta morbilidad y mortalidad. El absceso profundo de cuello continúa observándose en países en vías de desarrollo como México.

Las infecciones odontogénicas revelan su etiología principalmente en lesiones periapicales, enfermedad periodontal, necrosis pulpar, caries así como en invasión bacteriana a tejidos anatómicos contiguos. En cuanto a la microbiología, los organismos más comunes implicados en este proceso infeccioso son: Estreptococos, Estafilococos, especies de Peptoestreptococos y organismos anaerobios, constituyendo un ecosistema polimicrobiano.

Existen varios factores que pueden influir en la complicación de la enfermedad como lo son: la edad, enfermedades sistémicas asociadas, número y tipo de espacios anatómicos afectados. Debido a la relación de los espacios aponeuróticos primarios con los secundarios, las infecciones odontogénicas previamente localizadas tienden a propagarse rápidamente a partes profundas del cuello e incluso proceder hacia el mediastino de acuerdo a la localización de la infección odontogénica. Actualmente se sabe que la infección por absceso profundo de cuello puede conllevar y predisponer a cuadros clínicos secundarios más graves como lo son el compromiso de la vía aérea, mediastinitis, septicemia, síndrome de respuesta inflamatoria sistémica e incluso fascitis necrotizante.

Dentro de las comorbilidades más comunes en nuestra población mexicana se encuentran las enfermedades endocrinológicas como la diabetes mellitus, enfermedades por inmunodeficiencias como la infección por virus de la inmunodeficiencia humana, el tratamiento con esteroides o pacientes oncológicos bajo quimioterapia o radioterapia. Estos pacientes representan un mayor riesgo de presentar una enfermedad que progresara a la gravedad así como una mayor tendencia al desarrollo de complicaciones, razón por lo cual deben ser identificados oportunamente y referidos adecuadamente para minimizar el riesgo de muerte.

La precoz impregnación con tratamiento antibiótico intravenoso de amplio espectro, la incisión, el drenaje y la toma de cultivo con antibiograma de las secreciones (la cual nos brindara un estudio microbiológico definitivo de la bacteria causal), así como la irrigación y aseo quirúrgico postoperatorio manual continuo son rubros básicos que se consideran el pilar del tratamiento para la supervivencia del paciente con infección odontogénica profunda de cuello.

Debido al edema de la mucosa y de la estructuras anatómicas involucradas por la compresión que genera el absceso se puede originar un compromiso en las vías respiratorias, los pacientes diagnosticados con absceso profundo de cuello constantemente presentan compromiso de la vía aérea y esto puede conllevar a una hipoxia aguda. El manejo de las vías respiratorias comprende la intubación endotraqueal o la traqueostomía las cuales son una estrategia en el tratamiento.

El principal propósito de este trabajo es dar a conocer a los odontólogos generales, odontólogos especialistas y médicos la etiología, las etapas de la infección odontogénica y los factores que predisponen a los pacientes a desarrollar un absceso profundo de cuello, así como, el correcto diagnóstico de los abscesos odontogénicos y el proceder del mismo. Siempre teniendo en cuenta que los primordiales elementos en el manejo de este padecimiento son la prevención y el diagnóstico oportuno.

ANTECEDENTES HISTÓRICOS

Los primeros registros del uso del drenaje en infecciones fueron realizados por Hipócrates de Cos (460-377 a. de C.), un médico de la Grecia antigua; el cual describe en los tratados hipocráticos, la colocación de un drenaje en el tórax para drenar un empiema. [1]

Ambrosio Paré (1510-1590), cirujano de origen francés, describió el cuidado de las heridas y el empleo de tubos para el drenaje de abscesos. Los tubos descritos eran de oro y plata así como de plomo y latón; se datan curvos y con agujeros; dejaba un hilo tutor para evitar la migración del dren a la cavidad abdominal. [2]

En 1543, Andreas Vesalius describió que la intubación traqueal podría salvar vidas.

No hay descripción de ningún cirujano antes que Brasavola (1500-1570) que describiera el tratamiento quirúrgico exitoso de la Angina de Ludwig en 1546. [3]

Lorenz Heister (1683-1758), connotado anatomista y cirujano de origen alemán, siguió el principio de capilaridad en su obra Chirurgie, publicada en 1739, en consecuencia también se considera uno de los promotores y descriptores del drenaje por capilaridad, pionero del drenaje mediante Pen rose. [4]

La infección de los espacios faciales ha sido reconocida y descrita desde la época de Galeno en el siglo II. Describiendo un espacio cervical profundo en sus estudios. Una lucha contra los microorganismos por parte del hombre se remonta a la civilización antigua. [5]

Las infecciones odontogénicas fueron la cuarta causa principal de muerte según las leyes de mortalidad de Londres a principios del siglo XVII, y se asociaron con una tasa de muerte de entre el 10% y el 40% en la era anterior a los antibióticos. [6]

La angina de Ludwig fue descrita hacia 1836 por el médico Wilhelm Friedrich Von Ludwig, nacido en Alemania. Se desconocía la causa bacteriana de la enfermedad, por lo tanto, Ludwig nunca la relacionó con una infección y menos odontogénica. La describió como: "Una induración gangrenosa de los tejidos conectivos que involucra los músculos de la laringe y el piso de la boca." Observó que la condición empeoraba progresivamente, casi siempre resultando en la muerte dentro de diez a doce días. [7]

El origen del término "antibiótico" se remonta a la palabra antibiosis que Paul Vuillemin utilizó por primera vez como antónimo de simbiosis en su publicación de 1890 para describir la acción antagónica entre diferentes microorganismos. [8]

Las contribuciones posteriores del médico alemán Robert Koch también resultaron transformadoras. Sus descubrimientos, incluido los llamados cuatro "postulados de Koch" que establecen una relación causal entre microorganismos y las enfermedades. [8]

Alexander Fleming, bacteriólogo del St. Mary's Hospital, regresó a su laboratorio en Paddington (Westminster, Londres) y encontró una colonia de *Staphylococcus aureus* que había dejado en su banco contaminado con un hongo (*Penicillium notatum*). Se dio cuenta de que, en las proximidades del moho, los Estafilococos se sometían a lisis, mientras que las colonias más alejadas parecían normales y no estaban afectadas. Fleming realizó un cultivo y trató varias cepas de bacterias patógenas con *Penicillium notatum* para observar efectos similares a los observados anteriormente con los Estafilococos, especialmente para los Gram positivos. Llegó a la conclusión de que el hongo excretó una sustancia que mató a la bacteria, y lo llamó penicilina en marzo de 1929.[8]

En la década de 1930, Grodinsky y Holyoke describieron las fascias aponeuróticas y los conceptos relacionados con la propagación de la infección a través de espacios anatómicos contiguos. El conocimiento de estos compartimentos y su conexión anatómica es fundamental para comprender la propagación de las infecciones del espacio de la cabeza y el cuello. [9]

A principios de 1941, el policía Albert Alexander, que padecía una infección facial grave que provocaba sepsis, fue tratado con penicilina. Su condición mejoró significativamente durante los primeros cinco días de terapia, pero desafortunadamente el suministro limitado de medicamentos se agotó y el paciente murió a causa de la sepsis predominante. [8]

En el volumen del año de 1943 del Journal of Oral Surgery, Tichy informó sobre el estado del manejo de las infecciones profundas del cuello. Dictaminó que las bacterias causales habituales eran *Borrelia vincenti*, Estreptococo, Estafilococo, Diplococo o *Bacillus septicus*. [6]

En 1945, Fleming señaló en una publicación del New York Times, acerca del riesgo de la penicilina, debido a la resistencia bacteriana (Estafilocócica) y sugirió que el uso excesivo y la dosis insuficiente eran posiblemente responsables. [8]

La década de 1950 marcaría el comienzo de una nueva cosecha de antibióticos novedosos, entre los más destacados se encontraban las eritromicinas. [8]

Poco después del descubrimiento de las eritromicinas, otra familia de antibióticos se descubrieron, los glicopéptidos. El primer miembro de la clase se aisló en 1953 de *Streptomyces Orientalis* encontrada en una muestra de suelo procedente de Borneo. Más tarde llamado vancomicina, especialmente activo contra bacterias Gram-positivas, y contra Estafilococos resistentes a la penicilina. La vancomicina se aprobó como un agente clínico para el tratamiento de infecciones bacterianas en 1958. [8]

La investigación farmacéutica posteriormente alteró la química de la penicilina, tratando de adelantarse a la resistencia que se desarrollaba rápidamente, introduciendo al mercado ampicilina, posteriormente se da la aparición de la amoxicilina, que originó al augmentin (amoxicilina con ácido clavulánico). [10]

En la década de 1960, en el Hospital Bellevue, se usó un "cóctel" intramuscular de penicilina y un aminoglucósido (estreptomicina) sin ningún dato sólido que demostrara un efecto eficaz en la prevención de infecciones en mandíbulas fracturadas. Unos años más tarde, Zallen y Curry informaron de un estudio controlado que demostró que los antibióticos son muy eficaces para prevenir la infección postfractura. [10]

Trimetoprim es otro antibiótico sintetizado en 1962, se encontró que este compuesto exhibía fuertes actividades antibacterianas contra Gram-positivas y Gram-negativas. En el mismo año, los primeros datos clínicos exitosos fueron el descubrimiento de efectos sinérgicos cuando el fármaco se administraba a pacientes junto con sulfonamidas. [8]

Antes de la década de 1980, la decisión de hospitalizar a pacientes con infecciones odontogénicas era un tema muy discutido, basado en la experiencia y el juicio quirúrgico. [10]

Actualmente, se encuentran disponibles numerosas generaciones de cefalosporinas así como la lincomicina, que dio origen a la clindamicina y otras opciones como lo son los macrólidos y las fluoroquinolonas. [10]

<u>CELULITIS</u>

Se define como aquella fase que se presenta en el curso del desarrollo de una infección odontogénica no delimitada en la cual hay ausencia de pus y se presenta al cabo de 3-5 días, en donde la inflamación se vuelve más firme, roja y muy dolorosa a la palpación, resultante de la flora mixta infectante que estimula la intensa respuesta inflamatoria. [11]

<u>ABSCESO</u>

Un absceso se define como una colección localizada de pus en una cavidad formada como consecuencia de la descomposición celular y necrosis de tejido (membrana piógena), que da como producto un nódulo eritematoso firme, doloroso y fluctuante. [12]

<u>ETIOPATOGENIA</u>

La mayor parte de las veces, las bacterias involucradas en el proceso infeccioso forman parte de la flora comensal que habita normalmente en el ambiente autóctono del huésped, al generarse un desequilibrio entre el huésped y el agente causal se produce la infección. Estas bacterias son mayoritariamente cocos aerobios Gram positivos, cocos anaerobios Gram positivos y por último bacilos anaerobios Gram negativos que son los principales causantes de varios padecimientos comunes, como la caries dental, la gingivitis y la periodontitis. Cuando estas bacterias logran penetrar en los tejidos profundos subyacentes, como ejemplo: en un diente con pulpa dental necrótica o a partir de una bolsa periodontal, existe la alta posibilidad de originarse una infección odontogénica. [11]

Las infecciones odontogénicas toma su origen principalmente desde dos localizaciones bien descritas:

1) Localización periapical, como resultado de la necrosis pulpar y la consiguiente penetración bacteriana a los tejidos periapicales.

2) Localización periodontal, como resultado de la formación de una bolsa periodontal profunda que posibilita la inoculación de las bacterias a los tejidos blandos circundantes.

A partir de estos dos orígenes, el origen apical es el más común en el desarrollo de las infecciones odontogénicas.[11]

La necrosis pulpar toma su etiología a partir de una caries profunda no tratada, la cual acondiciona una vía de entrada perfecta para que las bacterias logren penetrar en los tejidos periapicales. Tras haber sido inoculadas en estos tejidos y establecido una infección potencialmente activa, la infección tiende a propagarse en todas las trayectorias posibles. La infección se difunde siguiendo el trayecto hacia el hueso esponjoso hasta hallarse con una placa cortical de hueso. Si esta placa cortical tiene un espesor delgado, la infección logra erosionar el hueso íntegramente y por consiguiente penetrar en los tejidos blandos circundantes. [11]

Conforme la infección continúa progresando hacia planos más profundos, diferentes integrantes de la flora infectante tienen la capacidad de encontrar condiciones ideales de desarrollo y por lo tanto aumentar en cantidad en base a otras especies previamente dominantes en el medio. La condición polimicrobiana y multimicrobiana de estas infecciones vuelve de suma importancia que el clínico asimile e identifique la gran variedad de bacterias que probablemente sean las causantes de la infección. En la mayoría de los procesos de infecciones odontogénicas se pueden identificar un promedio de cinco especies de bacterias desarrollándose al mismo tiempo en el proceso agudo, analizadas por medio de un cultivo. [11]

Otro factor de suma importancia es la capacidad de tolerancia al oxígeno que tienen las bacterias en las infecciones odontogénicas. La flora oral es una conjugación de bacterias de origen aerobio y anaerobio, es común detectar que en la mayoría de las infecciones odontogénicas se presentan estos dos tipos de bacterias. Las infecciones originadas únicamente por bacterias de origen aerobio se consideran específicamente el 6% de todas las infecciones odontogénicas. En cuanto al 44% de estas infecciones se encuentran bacterias anaerobias. Las infecciones odontogénicas producidas por una confluencia de bacterias de origen aerobio y anaerobio corresponden al 50% de todas las infecciones odontogénicas. [11]

Las bacterias de origen aerobio dominantes en las infecciones odontogénicas son las correspondientes al grupo de: *Streptococcus milleri, S. viridans: S. anginosus, S. intermedius y S. constellatus.* Estas bacterias facultativas, son capaces de desarrollarse en presencia así como en ausencia de oxígeno, teniendo la capacidad de iniciar el proceso de invasión a tejidos más profundos. [11]

Actualmente se conoce con precisión el mecanismo mediante el cual esta flora bacteriana mixta produce y desarrolla la infección. Tras el primer paso, que es la inoculación bacteriana a los tejidos profundos, los microorganismos facultativos del grupo *S. milleri* comienzan a sintetizar hialuronidasa, la cual permite la diseminación y propagación e invasión de las bacterias causantes de la infección, tomando camino a través del tejido conjuntivo que posteriormente dará lugar al inicio de la presentación clínica conocida como: Estadio celulítico de la infección odontogénica. [11]

Los derivados metabólicos producidos por el grupo Estreptococos brindan un ambiente venturoso para el crecimiento y desarrollo de microorganismos de tipo anaerobio, los cuales son:

1. Liberación de nutrientes esenciales.

2. Un pH bajo tisular.

3. Consumo del aporte local de oxígeno. [11]

En este medio ambiente pueden desarrollarse y predominar bacterias de origen aerobio y, conforme se vaya reduciendo el potencial oxído-reducción empiezan a predominar las bacterias de origen anaerobio las cuales tienen la capacidad de provocar necrosis y licuefacción tisular gracias a la síntesis de proteínas tipo colagenasas. Con la degradación del colágeno y en conjunto con la necrosis y la lisis de los leucocitos presentes en la infección, se consigue una etapa de formación de microabscesos que tienden a fusionarse hasta generar un absceso bien delimitado con signos clínicamente reconocibles. En la fase del absceso se identifican mayoritariamente bacterias de origen anaerobio y, en algunas ocasiones, pueden llegar a ser los únicos microorganismos identificados en los cultivos microbiológicos. [11]

La evolución de una flora con origen aerobio a otra anaerobia tiene una relación con el tipo de inflamación que se presenta en la zona infectada. Por lo tanto a las infecciones odontogénicas se le estudian y describen cuatro fases:

1.   En los primeros 3 días de aparición de los síntomas se describe una inflamación de tipo pastosa con una consistencia blanda y ligeramente dolorosa a la palpación, la cual representa

la fase de inoculación, en ella los Estreptococos empiezan a formar colonias e invadir a el huésped.

2.   Entre los días 3-5, la inflamación se vuelve más firme y consolidada, con un aspecto de color rojo y dolorosa a la palpación, en este estadio la flora bacteriana mixta estimula una intensa respuesta inflamatoria la cual se conoce con el nombre de la fase de celulitis o fase celulítica.

3.   Entre los días 5 y 7 comienzan a prevalecer los microorganismos anaerobios, los cuales producen un absceso descrito como tipo "licuefacción", en la zona central del área inflamada e infectada. Esta fase se conoce con el nombre de la fase de absceso. El color amarillo del pus subyacente puede verse a través de las delgadas capas epiteliales. En esta etapa se aplica apropiadamente el término fluctuación. La fluctuación implica la palpación de una onda de líquido con una mano mientras el absceso se comprime con la otra.

4. Finalmente, si el absceso tiene un desenlace mediante el cual drene espontáneamente a través de la piel, mucosa o es drenado quirúrgicamente, comienza la fase de resolución, caracterizada por un ascenso en el sistema inmunitario, el cual comienza a combatir las bacterias causantes de la infección, consecutivo a un proceso de sanación y reparación tisular. [11, 12]

Cuando la infección erosiona la placa cortical de la cara alveolar del hueso esta se propaga a localizaciones anatómicas previsibles. La localización de la infección que surge de una pieza dental especifica se determina por dos principales factores: el grosor del hueso que rodea el ápice del diente y la relación de la zona de perforación del hueso con las inserciones musculares del macizo facial. [11]

Véase tabla n.1 Descripción de los estadios y evolución de la infección odontogénica. [11]

	Estadios y evolución de la infección odontogénica.		
Características	Tiempo de inoculación (edema)	Celulitis	Absceso
Duración	0 – 3 días	3-7 días	Posterior a 5 días
Escala del dolor	Media-moderada	Severa y generalizada	Severa-moderada y localizada
Tamaño	Variable	Grande	Menor
Localización	Difuso	Difuso	Circunscrito
Palpación	Suave, pastosa, gelatinosa	Indurada	Fluctuante, centro más blando
Apariencia	Coloración normal	Eritematosa	Eritematoso en la periferia
Característica clínica	Normal	Leñosa	Centro brillante

Temperatura de la zona	Normal o leve hiperemia	Leve hiperemia	Moderadamente hiperémico
Pérdida función	Normal o mínima	Severa	Moderadamente severa
Grado de malestar	Edema	Contenido hemático, pus	Pus
Gravedad	Medio	Severo	Moderadamente severo
Progresión	En aumento	Creciente	Decreciente
Bacterias predominantes	Aerobias	Mixtas	Anaerobias

<u>FASCIAS CERVICALES</u>: La fascia se define como una lámina envolvente y circundante de tejido conectivo fibroso denso situado debajo de la piel. Existen diferentes capas que protegen y envuelven al tejido muscular ya sea de origen superficial o con un origen más profundo. [9]

La fascia superficial es una capa compuesta de tejido conectivo situado inmediatamente debajo de la piel. Contiene grasa, vasos sanguíneos, linfáticos, glándulas y nervios. [9]

La fascia profunda, también conocida como fascia de revestimiento, envuelve los músculos y sirve para sostener los tejidos como una vaina elástica. Puede proporcionar vainas fibrosas para tendones, orígenes e inserciones musculares y la formación de retináculos. (La palabra "retináculo" viene del latín *retinaculum* y significa "estructura con forma de red que da sostén a un órgano o tejido".) [9]

La fascia cervical profunda se compone de tres capas: capa superficial, capa media y capa profunda. [9]

La capa superficial también conocida como de revestimiento, envuelve al músculo trapecio, el músculo esternocleidomastoideo, la glándula submandibular y la glándula parótida. Superiormente, esta capa es contigua con la fascia temporal profunda y la fascia parotídeo - masetérica. [9]

La capa media consiste en una fascia que rodea los músculos infrahioideos y tiene dos capas que envuelven las estructuras esternohioidea, omohioidea, esternotiroidea y tirohioidea. [9]

La fascia visceral envuelve la tiroides, la tráquea, la laringe, el esófago y la faringe.

La fascia bucofaríngea cubre el músculo buccinador y la faringe para fusionarse con la fascia pretraqueal. [9]

La fascia pretraqueal reviste la glándula tiroides, la tráquea y la laringe y se fusiona en la parte inferior del pericardio. [9]

La capa profunda está formada por la fascia alar y prevertebral. La fascia alar se separa de la fascia prevertebral para pasar entre las apófisis transversales vertebrales y se une a la vaina carotídea lateralmente. La fascia prevertebral es una vaina que encierra la columna vertebral y sus músculos. Contiene vasos axilares, plexo braquial y troncos simpáticos. [9]

Las infecciones tienen la capacidad de afectar estructuras contiguas y cercanas a el mediastino tomando su origen desde los espacios retrofaríngeo, pretraqueal y prevertebral. [9]

La vaina carotídea es una estructura compuesta por capas de la fascia cervical profunda; contiene al nervio vago, la vena yugular interna y las arterias carótidas común e interna. [9]

Se conocen once "espacios aponeuróticos" creados por las fascias y que están presentes y en contigüidad con la anatomía profunda del cuello. [9]

<u>ESPACIOS APONEURÓTICOS:</u> Los espacios aponeuróticos potencialmente peligrosos del cuello se describen en base a una anatomía compleja donde las infecciones suelen ser secundarias a la diseminación contigua desde sitios locales, que siguen a lo largo de planos faciales para finalmente crear abscesos y/o la penetración de la infección hacia el nivel del espacio profundo del cuello. [13]

Los espacios aponeuróticos odontogénicos primarios, involucran espacios faciales que están en asociación y relación directa con el complejo dentoalveolar. El complejo dentoalveolar está compuesto por los dientes, tejidos gingivales y tejido óseo circundante. [9]

Un espacio aponeurótico odontogénico primario está directamente contiguo al origen de la infección odontogénica dentoalveolar. Se clasifican en: Infraorbitario, Bucal, Subperióstico, Infratemporal, Temporal superficial, Submandibular, Submentoniano, Sublingual, Pterigomandibular, Submasetérico. [9]

Un espacio aponeurótico odontogénico secundario, se encuentra próximo a un espacio primario y puede verse afectado debido a la asociación anatómica. Se clasifican en: Faríngeo lateral, Retrofaríngeo, Parotídeo, Prevertebral, Pretraqueal, Espacio de peligro, Espacio carotídeo.[9]

Véase tabla n.2 (Clasificación de los espacios anatómicos de cabeza y cuello de acuerdo con su nivel de gravedad en el curso de una infección odontogénica.) [11]

Clasificación de los espacios anatómicos de cabeza y cuello de acuerdo a su gravedad	
Severidad grado 1: Bajo grado de amenaza a estructuras anatómicas vitales.	Vestibular Subperióstico Infraorbitario Bucal
Severidad grado 2: Severidad media de amenaza a estructuras anatómicas vitales.	Submandibular Submentoniano Sublingual Pterigomandibular Submasetérico Temporal superficial Temporal profundo (infratemporal)
Severidad grado 3: Severidad alta de amenaza a estructuras anatómicas vitales.	Faríngeo lateral Retrofaríngeo Pretraqueal
Severidad grado 4: Severidad extrema de amenaza a estructuras anatómicas vitales.	Espacio de peligro Mediastino Infección intracraneal

<u>DISEMINACIÓN Y DRENAJE ANATÓMICO:</u> *En la tabla n. 3 se enlista la tendencia a la diseminación infecciosa de acuerdo al diente involucrado, así como el contenido, relaciones anatómicas y tipo de abordaje recomendado para su incisión y drenaje de cada espacio anatómico.* [14]

Relaciones, contenidos y abordajes en espacios aponeuróticos profundos.				
Espacio	Causas comunes y dientes relacionados	Contenido	Espacios contiguos	Tipo de abordaje recomendad o para incisión y drenaje
Bucal	Molares superiores Molares inferiores	Conducto parotídeo Arteria y vena facial anterior Arteria y vena facial transversa Grasa bucal	Infraorbitario Pterigomandibul ar Infratemporal	Intraoral (pequeña) Extraoral (amplia)
Infraorbitario	Molares superiores, caninos superiores	Arteria y vena angular Nervio infraorbitario	Bucal	Intraoral
Submandibular	Molares inferiores	Glándula submandibul ar Arteria y vena facial Ganglios linfáticos	Sublingual Submentoniano Faríngeo lateral Bucal	Extraoral

Submentoniano	Anteriores inferiores Fractura de sínfisis mandibular	Vena yugular anterior Ganglios linfáticos	Submandibular	Extraoral
Sublingual	Molares inferiores Trauma directo	Glándula sublingual Conducto de Wharton Nervio lingual Arteria y vena sublingual	Submandibular Faríngeo lateral Visceral (tráquea, esófago)	Intraoral Intraoral-Extraoral
Pterigomandibular	Terceros molares inferiores Fractura de ángulo mandibular	División mandibular del n. trigémino Arteria y vena alveolar inferior	Bucal Faríngeo lateral Submaseterico Temporal profundo Parotideo Peritonsilar	Intraoral Intraoral-Extraoral
Submaseterico	Terceros molares inferiores Fractura de ángulo mandibular	Arteria y vena masetérica	Bucal Pterigomandibular Temporal superficial Parotideo	Intraoral Intraoral-Extraoral

Infratemporal y temporal profundo	Molares superiores	Plexo pterigoideo Arteria y vena maxilar División mandibular del n. trigémino	Bucal Temporal superficial Seno petroso inferior (venoso)	Intraoral Extraoral Intraoral-Extraoral
Temporal superficial	Molares superiores Molares inferiores	Grasa temporal Rama temporal del n. facial	Bucal Temporal profundo	Intraoral Extraoral Intraoral-Extraoral
Faríngeo lateral o parafaríngeo	Terceros molares inferiores Infección tonsilar en espacios contiguos	Arteria carótida Vena yugular interna Nervio vago Cadena simpática cervical	Pterigomandibular Submandibular Sublingual Peritonsilar Retrofaríngeo	Intraoral Intraoral-Extraoral

A continuación se esquematizan los bordes y límites de cada uno de los espacios anatómicos profundos de cabeza y cuello. [14]

Espacio	Borde anterior	Borde posterior	Borde superior	Borde inferior	Superficial o medial	Profundo o lateral
Bucal	Comisura labial	Músculo masetero	Maxilar Espacio infraorbitario	Piel y tejido mandibular	Tejido subcutáneo	Músculo buccinador
Infraorbitario	Cartílagos nasales	Espacio bucal	Músculo elevador del labio superior	Mucosa oral Músculo elevador de la ángulo boca	Músculo elevador del labio superior	Músculo elevador del ángulo de la boca, maxilar

Submandibular	Vientre anterior del músculo digástrico	Vientre posterior del digástrico, estilohioideo, músculos estilo faríngeos	Superficie inferior y medial de la mandíbula	Tendón del músculo digástrico	Músculo platisma y fascia envolvente	Milohiodeo, hiogloso y músculos constrictores superiores
Sub-mentoniano	Borde inferior mandibular	Hueso hioides	Músculo milohiodeo		Vientres anteriores del músculo digástrico	

Sublingual	Superficie lingual mandibular	Espacio sub mandibular	Mucos a oral	Músculo milohiodeo	Músculos de la lengua	Superficie lingual de la mandíbula
Pterigoman-dibular	Espacio bucal	Glándula parótida	Músculo pterigoideo lateral	Borde inferior mandibular	Músculo pteriogoideo medial	Ramas ascendente mandibular

Submasetérico	Espacio bucal	Glándula parótida	Arco cigomático	Borde inferior mandibular	Rama ascendente mandibular	Músculo masetero

Faríngeo lateral	Superior y medio músculos faríngeos constrictores	Vaina carotídea y fascia escalena	Base del cráneo	Hueso hioides	Constrictores faríngeos y espacio retrofaríngeo	Músculo pterigoideo medial

Retrofaríngeo	Superior y medio músculos faríngeos constrictores	Fascia alar	Base del cráneo	Fusión de la fascia alar y prevertebral a nivel de la cervical 6 y torácica 4		Vaina carotídea y espacio faríngeo lateral
Pretraqueal	Fascia esternotiroidea y tirohioidea	Espacio retrofaríngeo	Cartílago tiroideo	Mediastino superior	Esternotiroidea fascia tirohioidea	Fascia visceral, tráquea, glándula tiroides

Las infecciones odontogénicas que toman su origen a partir de molares inferiores infectados/cariados, tienden a destruir el hueso cortical de la zona lingual con más frecuencia. Las infecciones de los molares toman su trayectoria de drenaje ya sea en sentido bucal o lingual. El músculo milohioideo es un punto anatómico de suma relevancia ya que él determina si la infección odontogénica que drenó lingualmente progresará hasta límites superiores a este músculo en el espacio sublingual o por debajo del, a nivel del plano submandibular. [11]

La infección odontogénica que frecuentemente prevalece es el absceso del espacio vestibular. Con mucha frecuencia, los pacientes no buscan tratamiento alguno para esta afección y pasa desapercibido, como consecuencia el cuadro puede drenar espontáneamente, lo que generará su resolución o por otra parte la cronicidad del padecimiento. La infección tiende a reaparecer debido a un cierre de la zona anteriormente drenada. En ocasiones el absceso crea un trayecto sinuoso crónico que drena hacia la cavidad oral o la piel. En tanto el tracto sinuoso crónico continúe drenando, el paciente no padecerá dolor; sin embargo este sería el escenario ideal, mas no el frecuente y mucho menos la solución al problema. Habitualmente, la administración de antibióticos frena temporalmente el drenaje de material infectado, pero al finalizar el ciclo antibiótico reaparece la supuración por el hecho de no retirar o tratar el foco séptico. [11]

<u>FUNDAMENTOS DEL TRATAMIENTO/ PROTOCOLO:</u>

El paso número uno al ingreso del paciente en el hospital es la propedéutica médica, así como el diagnóstico oportuno, el cirujano debe tener el juicio para evaluar la tasa de progresión y evolución del padecimiento, preguntando acerca del inicio de los síntomas como lo son: la inflamación (aumento de volumen), el dolor, temperatura, consistencia, el trismus y el compromiso de las vías respiratorias. El autor Flynn y sus colegas encontraron que el número de días de inflamación antes de la admisión del paciente al hospital se correlaciona negativamente con la estimación de la gravedad inicial. [11,14]

Los ocho pasos en el manejo de las infecciones odontogénicas se enlistan y estudian de la siguiente manera:

1. Determinar la gravedad de la infección.
2. Evaluar las defensas del huésped.
3. Decidir el ámbito de la atención médica (ambulatoria/ hospitalaria).
4. Tratar quirúrgicamente.
5. Apoyar médicamente.
6. Elegir y prescribir la terapia antimicrobiana.
7. Administrar el antibiótico correctamente.
8. Evaluar a el paciente con frecuencia. [14]

Fundamento 1: Determinar gravedad de la infección.

1. Realizar una historia clínica completa:

- El propósito inicial es averiguar el síntoma inicial del paciente y su tiempo de evolución.
- Los síntomas deben redactarse con las mismas palabras que refiere el paciente.
- Se debe estipular:

a) Cuántos días de evolución lleva activa la infección odontogénica desde que el paciente notó el primer síntoma.

b) Determinar el curso de la infección odontogénica: el paciente refiere haber presentado recaídas, empeoramiento, estabilización, mejora.

c) Determinar la rapidez con que se ha propagado el proceso infeccioso.

d) Describir los síntomas del paciente: rubor, tumor, dolor, calor, pérdida de la función.

e) Determinar el estado general del paciente: febril, débil, astenia, adinamia, hipertermia, hipotermia, pérdida apetito, disfagia, odinofagia, taquipnea, bradipnea, taquicardia, bradicardia, oliguria, etc. [11]

2. Exploración física:

a. Es necesario valorar los signos vitales: temperatura, frecuencia cardiaca, tensión arterial, frecuencia respiratoria, saturación de oxígeno.

b. Si la frecuencia cardiaca tiene una cifra por encima de los 100 lat/min, el paciente puede tener una infección grave y es necesario tratarlo de forma más vigorosa.

c. El signo vital que menos varía con la infección es la tensión arterial.

d. Solo en el caso de que el paciente presente mucho dolor y ansiedad se presentará una elevación de la presión arterial sistólica. Sin embargo, es importante connotar que el choque séptico provoca hipotensión. [11]

3. Palpación e inspección

Las áreas sometidas a inflamación deben de ser exploradas mediante palpación.

El cirujano palpará la área de inflamación en búsqueda de presencia de alguna molestia como el aumento de calor local en la zona y la consistencia de la zona inflamada, esta puede variar desde percibirse blanda y semejante a lo normal hasta mostrarse como una inflamación firme, carnosa (pastosa) o incluso dura (indurada). Una inflamación indurada presenta una firmeza comparable a la de un músculo en contracción.

Otra consistencia que se puede hallar es la fluctuante. La fluctuación se define y se compara como la sensación de un globo lleno de líquido. Las presentaciones fluctuantes indican en su mayoría de las veces la acumulación de pus líquida en el centro de un área indurada. *Véase figura n.1* [11]

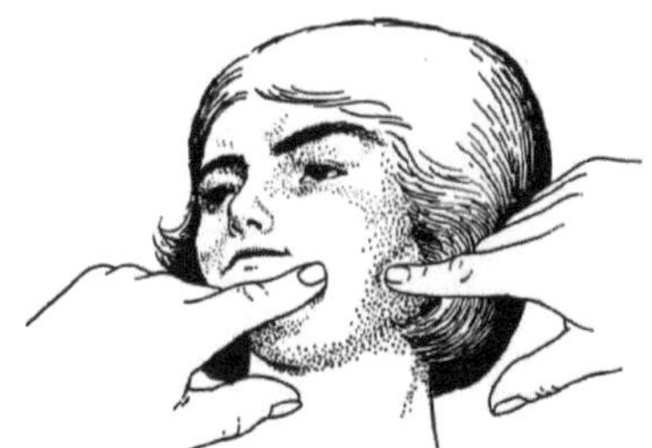

Fig. n. 1 Ejemplificación del método de palpación para la fluctuación. [24]

El cirujano debe realizar una exploración intraoral en busca de encontrar la causa específica también conocido como foco séptico de la infección. Puede existir la presencia de dientes en mal estado como lo son las caries profundas y avanzadas, un absceso de origen periodontal, enfermedades periodontal, combinaciones de caries y enfermedad periodontal o una fractura en proceso de infección. [11]

Véase tabla n. 5, Criterios de diagnóstico que se presentan en el Síndrome de respuesta inflamatoria sistémica. [15]

Criterios de diagnóstico en Síndrome de respuesta inflamatoria sistémica. (SIRS)
Si se presentan 2 o más de las siguientes condiciones:
• Temperatura < 36 º o >38º.
• Pulso > 90 lat/ min.
• Frecuencia respiratoria >20 resp/min.
• Presión arterial < 32 mm Hg.
• Recuento de leucocitos <4000 cel/mm^3 o > 12,000 cel/ mm^3.

Véase tabla n. 6, Criterios para la admisión hospitalaria en pacientes con absceso profundo de cuello. [15]

Criterios para la admisión hospitalaria.
§ Temperatura >38º.
§ Deshidratación.
§ Compromiso de vía aérea o estructuras vitales.
§ Infección en espacios anatómicos de gravedad moderada o severa.
§ Necesidad de anestesia general.
§ Descontrol sistémico.

Evaluación imagenológica

Las imágenes diagnósticas desempeñan un papel fundamental en el diagnóstico de las patologías en infecciones de cabeza y cuello. Es crucial que el cirujano tenga un adecuado conocimiento de la anatomía de cabeza y cuello así como de cada uno de los espacios y contenidos del cuello, reconocer los diferentes límites y estructuras anatómicas que contienen cada uno, el conocimiento de esta información proporciona el entendimiento óptimo para un adecuado diagnóstico del padecimiento actual al que se está viendo sometido el paciente en la práctica clínica. [16]

La tomografía computarizada fue creada por Hounsfield y Cormack, otorgándoseles el Premio Nobel de Fisiología y Medicina en el año de 1979. Las imágenes de la tomografía computarizada son una digitalización que se genera mediante una computadora de múltiples radiografías y cortes obtenidos cuando la fuente y el detector giran alrededor del paciente en estudio. [17]

Posteriormente, la información se transforma mediante fórmulas y mecanismos complejos basados en las unidades vóxeles. Un vóxel es la unidad cúbica que compone un objeto tridimensional. [17]

La radiodensidad relativa de cada vóxel recibe un valor numérico conocido como unidad Hounsfield (HU), donde la absorción relativa de energía de rayos X se cuantifica en comparación con el agua. Algunos valores de HU comunes para referencia son aire (–1000 HU), grasa (–100 a –80 HU), agua (0 HU), sangre (60 a 110 HU) y hueso (1000 HU). [17]

Sin embargo, la tomografía computarizada (TC), la resonancia magnética (RM) o el Cone Beam, deben ser necesarias para una evaluación confiable de la extensión de la infección a estructuras más profundas y circundantes. La tomografía computarizada es especialmente útil para la evaluación de procesos inflamatorios agudos porque tiene la capacidad de representar y mostrar la erosión y destrucción del hueso cortical, así como ventana para tejidos blandos e incluso utilizarse como un medio de contraste, también posibilita la observación de cálculos (Ej.: del conducto submandibular.) [18]

La interpretación imagenológica correcta y confiable requiere de un conocimiento amplio de la anatomía humana, así como el conocimiento de las variaciones de las estructuras anatómicas que se pueden presentar y los cambios causados por la patología o infección. [19]

Usualmente, la anatomía del macizo facial y del cráneo en una tomografía computarizada se puede estudiar mediante cortes sagitales, coronales, axiales o transversales y reconstrucciones tridimensionales 3D. [19]

La anatomía imagenológica del macizo facial y el cráneo se estudia de manera sistemática. Su estudio puede realizarse mediante dos métodos comunes: analizando los cortes de su origen caudal a cefálico (inferior a superior), y la anatomía del cuello se estudia de su origen cefálico a caudal. [19]

Cortes axiales

La anatomía ósea maxilofacial se inicia con la identificación del hueso hioides, la epiglotis y la vía aérea faríngea en conjunto con la sínfisis mandibular, observándose a este nivel la cuarta vértebra cervical. A un nivel más cefálico, la mandíbula se observa de forma más detallada. La tercera vértebra cervical se encuentra a este nivel. Superior, se observa la apófisis odontoides de la segunda vértebra cervical, circunscrita por los arcos anterior y posterior del atlas.

También se puede ver el foramen mandibular. Dirigiéndose cefálicamente, se pueden observar, las ramas mandibulares bilaterales; a este nivel se observan las células de aire mastoideas y el foramen magnum. [19]

Continuando en sentido /cefálico, los senos maxilares se pueden ver claramente junto con los arcos cigomáticos. Los cóndilos se pueden observar claramente a este nivel.

La anatomía nasal se puede observar comenzando desde el piso de las fosas nasales. Superiormente, los cortes muestran los conductos nasolagrimales, y el suelo del seno esfenoidal.

Más cortes cefálicos desde este punto exponen las porciones más superiores de la fisura orbitaria inferior, la fosa craneal media y la fosa craneal posterior. Un corte superior muestra los senos frontales y la crista galli, así como los huesos parietales. [19]

Cortes coronales

Las áreas anatómicas de importancia parten de la cara anterior del hueso mandibular, el hueso maxilar, las órbitas y el hueso frontal. La sínfisis mentoniana se aprecia en conjunto con los dientes anteriores y en este plano vertical o coronal se pueden observar las porciones anteriores de los senos maxilares, así como la anatomía nasal, las celdillas etmoidales, las dos órbitas y los senos frontales.

Dirigiéndose posteriormente, la isodensidad de la lengua y la anatomía ósea de la mandíbula bilateral junto con el agujero mentoniano o también conocido como el canal del nervio alveolar inferior a bilateral, los senos maxilares junto con el tabique nasal, las cornetes nasales bilaterales (inferiores y medias), se puede identificar la apófisis unciforme del etmoides, las celdillas aéreas etmoidales, la lámina cribosa del etmoides, la crista galli y el hueso frontal. [19]

Posteriormente, se puede examinar la sutura cigomaticofrontal, el foramen cigomaticofacial y, en el hueso mandibular, la fosa que aloja a la glándula submandibular.

A continuación posteriormente se visualizan las células aéreas esfenoidales, las láminas pterigoideas (medial y lateral) del esfenoides, el hueso vómer, las ramas mandibulares bilaterales.

A medida que se estudia el espacio aéreo correspondiente a la faringe, se puede examinar una estructura anatómica conocida como la fosa de Rosenmüller. depresión profunda, superficial y estrecha que se ubica en la sección más alejada de la cavidad nasal. Se sitúa detrás del ostium. [19]

A nivel de este se puede observar el foramen rotundo (agujero redondo mayor). El agujero redondo mayor da paso a la rama maxilar V2 del nervio trigémino.
El agujero palatino mayor se puede identificar en la parte posterior correspondiente al paladar duro.

Hacia la pared posterior del espacio aéreo faríngeo, tendremos como puntos óseos de referencia al hueso hioides, el arco anterior de la vértebra cervical 1, el clivus y los cóndilos mandibulares bilaterales junto con sus cavidades glenoideas y la visualización de la fosa craneal media en esta localización. [19]

Cortes sagitales

Debido a que la anatomía es la misma en ambas hemicaras, no siempre simétrica la anatomía en un corte sagital se puede estudiar tomando como comparación y control un lado de la hemicara con el otro. Comenzando desde el plano medio sagital en la línea media, las estructuras incluyendo los tejidos blandos y óseos se pueden identificar fácilmente mediante este corte.

El hueso mandibular, las apófisis geni, el foramen incisivo en el hueso maxilar, el foramen lingual en el hueso mandibular, el paladar duro, el paladar blando, la epiglotis, la espina nasal anterior, la espina nasal posterior, la úvula, los huesos nasales, los senos esfenoidales, los senos frontales, el dorso de la silla turca, el clivus, los arcos anteriores y posteriores del atlas, son algunas de las estructuras anatómica que pueden observarse en este corte. [19]

La pared faríngea posterior se puede observar con mayor claridad en este corte, lateralmente, se logran identificar los cornetes nasales junto con el resto del paladar, los senos etmoidales y la parte lateral de la vía aérea faríngea. Se pueden observar algunas partes de las vértebras cervicales mas no un estudio anatómico completo de ellas. Una vista más lateral nos brinda la visión de los cóndilos mandibulares unilaterales, las cavidades glenoideas correspondientes, el meato auditivo externo, la eminencia articular y la apófisis mastoides. [19]

Las proyecciones de intensidad máxima (MIP) son reconstrucciones de imágenes que se basan en un método de representación, el cual secundariamente brinda datos y cortes tomográficos necesarios para formar una imagen en 3-D que proyecta en el plano visual los vóxeles de intensidad máxima. Esta técnica fue inventada por Wallis y sus colegas en 1989. [18]

En la imagenología maxilofacial, esta técnica tiene gran importancia debido a que es posible reconstruir la imagen tridimensionalmente y observar las estructuras anatómicas desde múltiples ángulos de visión a elección del médico, obteniendo un amplio conocimiento de la situación. [18]

Las reconstrucciones 3-D son parte de la pantalla en la mayoría de las aplicaciones de software y visores de imágenes digitales y comunicación en medicina (DICOM). Los algoritmos de reconstrucción permiten una descripción precisa de la anatomía ósea. [18]

4. Compromiso vía aérea:

Una de las consideraciones fundamentales en las infecciones odontogénicas es la alta prevalencia de obstrucción ya sea parcial o completa de la vía aérea como inferencia de la extensión de la infección a planos profundos del cuello.

Se debe observar minuciosamente que la vía aérea se encuentre libre y que el paciente pueda respirar sin dificultad alguna. La frecuencia respiratoria normal tiene un valor de 14 a 16 respiraciones por minuto (resp/min). Los pacientes con infecciones clasificadas como leves a moderadas pueden presentar frecuencias respiratorias elevadas, por encima de 18 resp/min. Una saturación de oxígeno por debajo del 94% indica una oxigenación insuficiente de los tejidos debido a hipoperfusión o hipooxigenación. [11]

La principal causa más común de muerte en los diagnósticos notificados como infección odontogénica es la obstrucción de las vías respiratorias superiores. Por lo tanto, el cirujano debe evaluar y estimar la presencia de obstrucción actual o inminente de las vías respiratorias en los primeros momentos de la evaluación clínica del paciente en curso de una infección odontogénica severa. [11]

La obstrucción completa de las vías respiratorias es una emergencia quirúrgica hospitalaria. En el caso de la obstrucción parcial de las vías respiratorias, la presencia de ruidos respiratorios anormales serán perceptibles, residen en estridor y sibilancias, pudiendo sugerir la presencia de líquido/ pus en las vías respiratorias superiores. [11]

El paciente puede acoger una postura muy notoria la cual tiene como fin enderezar las vías respiratorias, similar a la *posición de olfateo*, en la que la cabeza se inclina hacia adelante y el mentón se eleva, como si estuviera oliendo algún objeto. [11]

Otra postura indicadora de este padecimiento puede presentarse en el paciente sentado con sus manos o sus codos colocados en las rodillas y con inclinación del pecho hacia adelante empujando la cabeza delante de los hombros, lo que tiene como fin enderezar las vías respiratorias y permitir que las secreciones acumuladas salgan con dirección al suelo. Eventualmente, un paciente con una infección odontogénica que ocupa el espacio faríngeo lateral suele inclinar el cuello hacia el hombro opuesto del lado afectado. [11]

Un punto crucial es evaluar la posición de la úvula, así como el estado de los pilares amigdalinos anteriores. El pilar amigdalino afectado suele presentarse edematoso y enrojecido, desplazando la úvula hacia el lado opuesto del afectado. ***Véase figura n.2***

Si el lugar sospechoso de infección se toca con el espejo o el depresor de lengua, puede producirse un dolor agudo, singularmente en comparación con el lado opuesto no afectado. [11]

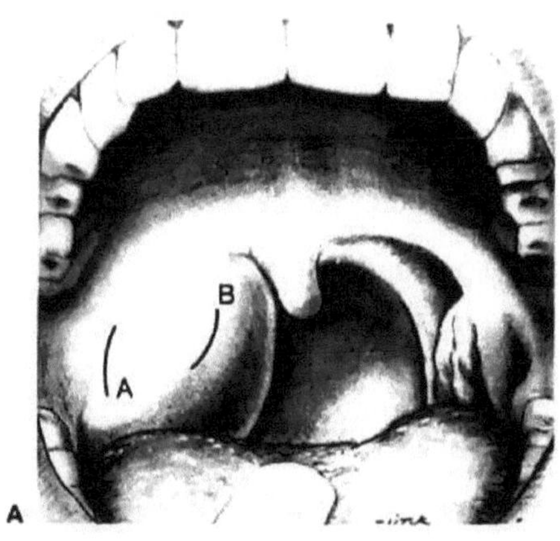

Fig. n. 2 Ilustración donde se muestra involucración en el espacio faríngeo lateral, así como de los pilares amigdalinos anteriores.
A) Incisión para drenaje de espacio faríngeo lateral
B) Incisión para drenaje del espacio masetérico y pterigoideo. [24]

Actualmente se han propuesto diversas pruebas clínicas y metódicas con el fin de predecir la intubación difícil; como lo son la prueba de Mallampati. [13]

Las radiografías de tejidos blandos así como de las vías respiratorias cervicales y el tórax son muy valiosas para identificar la desviación lateral de las vías respiratorias, el desplazamiento hacia anterior o posterior de las vías respiratorias en una proyección lateral, en una radiografía posteroanterior o en una tomografía computarizada. Estos métodos de diagnóstico suponen una ventaja para la evaluación radiográfica del paciente con una inflamación cervical significativa. [13]

Para maximizar la seguridad del paciente, es razonable procurar predecir una vía aérea difícil y ajustar el manejo de la misma en consecuencia a ella. La evaluación completa de las vías respiratorias incluye la consideración de las características anatómicas y fisiológicas de cada individuo, así como las cuestiones contextuales que pueden afectar el enfoque del manejo de las vías respiratorias (Ej.: angina Ludwig). Sin embargo, el examen de las vías respiratorias es solo un aspecto del manejo de las vías respiratorias difíciles. Los otros aspectos son las habilidades, las técnicas y factores relacionados con el médico en cuestión. [20]

Los predictores de dificultad en el manejo de las vías respiratorias se pueden clasificar en:

1. Factores anatómicos.

2. Factores fisiológicos o contextuales. [20]

Los predictores anatómicos se pueden dividir en predictores de laringoscopia directa o por video difícil, ventilación con mascarilla facial difícil, inserción o uso difícil de la vía aérea supraglótica y acceso difícil a la vía aérea frontal del cuello. [20]

Los pacientes obesos tienen el doble de probabilidades de tener una complicación grave de las vías respiratorias, los pacientes con un índice de masa corporal superior a 40 (obesidad mórbida) tienen 4 veces más probabilidades de tener una complicación grave en la intubación. [20]

Los cambios anatómicos que acompañan a la obesidad son: una circunferencia del cuello de más de 40 cm, estos se asocian con dificultad para la ventilación con mascarilla, dificultad para la laringoscopia y dificultad para la intubación traqueal. La obesidad o un cuello grueso también predice una identificación difícil de los puntos de referencia para la cricotirotomía y traqueostomía. [20]

Fundamento 2: Evaluar las defensas del huésped.

El objetivo de esta evaluación es pronosticar la capacidad de defensa del huésped frente a la infección. Se conocen diferentes condiciones y comorbilidades que hacen difícil que las defensas tanto humorales como celulares puedan ejercer sus funciones completamente o como deberían. Subsisten varias enfermedades especificas las cuales pueden contribuir a disminuir las defensas del huésped. [11]

Según el autor Ellis Hupp clasifica estas condiciones predisponentes de la siguiente manera:

1.- Enfermedades metabólicas no controladas: diabetes mal controlada, alcoholismo, desnutrición, insuficiencia renal terminal.

2.- Enfermedades inmunodepresoras: virus de la inmunodeficiencia humana, linfomas, leucemias, procesos oncológicos, enfermedades inmunológicas congénitas y adquiridas.

3.- Tratamientos inmunosupresores: quimioterapia anticancerosa, corticosteroides, trasplante de órganos. Los fármacos quimioterapéuticos anticancerosos pueden disminuir el número total de leucocitos circulantes hasta cifras muy bajas, habitualmente menores de 1.000 células por mililitro (cel/ml). [11]

En varios estudios reportados de acuerdo al autor Petterson en su segunda edición del libro Principios en Cirugía oral y Maxilofacial, nos dice que el conteo de glóbulos blancos al ingreso del paciente a la unidad hospitalaria ha sido un predictor significativo de la duración de la estancia hospitalaria del paciente. En consecuencia, la continua evaluación de la leucocitosis o leucopenia es un factor importante y determinante en la gravedad de la infección odontogénica el cual puede estimar la duración y la evolución de la estancia hospitalaria. [14]

La proteína C reactiva (PCR) es conocida como una proteína de fase aguda y puede cuantificarse en plasma después de haber sido sintetizada en los hepatocitos. El detonante inicial de la producción de PCR es la liberación de la interleucina-1 por los macrófagos cerca de la zona del tejido afectado. [21]

La PCR está relacionada con en el sistema inmunológico innato y por lo tanto está activa los neutrófilos, participando en la erradicación de los antígenos y activando el sistema de complemento.

La PCR se puede medir en el suero de personas sanas con un nivel de 0-3 mg / L. Después de cualquier proceso inflamatorio, los niveles de PCR aumentan en pocas horas. [21]

Los leucocitos tienen una vida de 5 a 6 días; de ahí el origen de que la progresión de la infección esté representada con mayor precisión por la PCR cuantificada a pocas horas del inicio del padecimiento agudo. Los leucocitos en el suero de personas sanas varía en cifras de 4,000 a 11,000 mil células por mm3. Al producir, transportar y distribuir anticuerpos como parte del sistema inmunológico, el número de leucocitos aumenta como respuesta a los procesos de infección e inflamación. [21]

Posteriormente de ser sintetizada en el hígado, los niveles de PCR aumentan al cabo de unas pocas horas después de la aparición de los síntomas y alcanzan su punto máximo a las 24-48 h.

Una vez resueltos los procesos inflamatorios, los niveles de PCR disminuyen en un corto lapso de tiempo, debido a la corta vida de las moléculas (5-7 horas).

El rápido aumento y disminución de los niveles de PCR en los procesos inflamatorios agudos hace que estos niveles sean un indicador de infección más sensible que incluso la velocidad de sedimentación globular (VSG) o el recuento de glóbulos blancos. [21]

Fundamento 3: Decidir si el manejo del paciente debe ser llevado por el médico odontólogo general o el especialista cirujano maxilofacial.

Cuando un paciente con diagnóstico de infección odontogénica llega a la consulta dental para recibir tratamiento, el médico odontólogo debe basarse en un conjunto de criterios establecidos en la historia natural de la enfermedad de esta afección, para así poder determinar la gravedad de la infección odontogénica. Si se cumplen algunos o la totalidad de estos parámetros, se debe sin duda considerar el traslado inmediato del paciente al especialista y al hospital. [11]

Actualmente se distinguen tres criterios principales que indican la necesidad del envió inmediato del paciente a un servicio de urgencias hospitalario porque esto supone una amenaza inminente para vida y vía aérea del paciente:

1.- Se conoce una historia de infección que evoluciona rápidamente. Esto supondría que la infección tomó origen de 1 o 2 días antes de la consulta y que está empeorando con mucha rapidez, presentándose aumento de volumen, dolor y otros signos y síntomas asociados.

2.- El segundo criterio es la dificultad para respirar (disnea). Los pacientes que, como consecuencia a la infección, manifiestan una intensa inflamación de los tejidos blandos, así como de las vías respiratorias altas, pueden tener dificultad para mantener permeable la vía aérea superior.

3.- El tercer y último criterio de urgencia es la dificultad para tragar (disfagia). El goteo de saliva también conocido como el babeo, es un signo fundamental ya que exhibe la incapacidad de controlar las propias secreciones del paciente, lo que indica con frecuencia la existencia de un estrechamiento a nivel de la orofaringe y la posibilidad de obstrucción aguda de la vía aérea superior. [11]

Las infecciones odontogénicas que se propagan más allá de los límites del hueso mandibular representan una fuerte amenaza para las vías respiratorias superiores y estas tienen la propensión a causar infecciones profundas del cuello. [22]

Se han informado complicaciones graves dentro de las cuales se incluyen al absceso cerebral, la mediastinitis descendente, el síndrome de choque tóxico, la fascitis necrotizante, y el desarrollo de *Staphylococcus aureus* resistente a la meticilina (MRSA) mientras se encuentra en la UCI (Unidad de Cuidados Intensivos). [22]

Fundamento 4: Tratar la infección quirúrgicamente.

El objetivo de la incisión ya sea en etapa de absceso o de celulitis, permite la evacuación y drenaje de pus y de las bacterias acumuladas en los tejidos subyacentes y circundantes. El drenaje de la cavidad formada por el absceso disminuye de forma importante la carga polibacteriana y los residuos necróticos que se encuentran en ella. El hecho de descomprimir los tejidos, y generar la evacuación tiene como resultado reducir la presión hidrostática en la zona afectada, lo que permite la provisión local de sangre y aumenta notablemente el aporte de defensas inmunológicas y de antibióticos a la zona infectada. [11]

La incisión de una celulitis funciona para evadir la diseminación de la infección bacteriana hasta planos anatómicos más profundos. El procedimiento de la incisión, debe incluir la colocación de un drenaje para prevenir el cierre prematuro de la disección antes realizada con el fin de prevenir una reaparición de la cavidad abscesificada y a parte permitir el drenaje continuo. Es fundamental tener presente que el principal objetivo quirúrgico es conseguir un drenaje adecuado y suficiente. [11]

La técnica para la incisión intraoral se va a basar directamente en un plano por encima del área de máxima fluctuación e inflamación. Es importante eludir la opción de realizar la incisión a través de un frenillo o a través de el trayecto del nervio mentoniano o alveolar inferior.

Cuando se efectúen intervenciones quirúrgicas extraorales, se debe ejecutar una serie más compleja de criterios para así poder seleccionar correctamente la zona de incisión. Una vez determinada se deben aplicar métodos de control del dolor como analgésicos y antinflamatorios. [11]

El método de primera elección es la anestesia por bloqueo nervioso regional, siempre que se pueda lograr la infiltración del anestésico en un área alejada de la zona infectada. Opcionalmente, se puede realizar una infiltración local de la solución anestésica dentro y en los alrededores del área que se va a tratar quirúrgicamente. Es fundamental que el cirujano una vez que utilizó una aguja para anestesia en una zona infectada, no se reutilice en otra área no infectada. [11]

Antes de llevar a cabo el procedimiento quirúrgico del absceso o la celulitis se debe obtener una muestra para la posterior toma de cultivo por parte del departamento de microbiológica y tenerla lista y próxima al campo quirúrgico.

Una vez infiltrada y anestesiada la zona quirúrgica a tratar, se procede a desinfectar la mucosa superficial o piel superficial con alguna solución, como por ejemplo: povidona yodada, y posteriormente se seca con una gasa estéril con identificador raytex. [11]

Para obtener la muestra para el cultivo biológico se puede utilizar una aguja de calibre grueso, cotidianamente del calibre 18. Se sugiere con una jeringa de contenido pequeño, generalmente de 3 ml o 5ml. Otra opción son los hisopos tipo Stuart.

Posteriormente, la aguja incide en el absceso o en la celulitis y se aspiran de 1 o 2 ml de pus o líquido. La muestra puede contener solo líquido y sangre en lugar de pus, comúnmente la muestra proporciona suficiente cantidad de bacterias para un cultivo de buena calidad y estudio. [11]

La muestra se introduce en tubos estériles que contienen una torunda y un medio de transporte específico y bajo las condiciones adecuadas para las bacterias, se procede a inocular directamente en recipientes especiales para microorganismos aerobios y anaerobios para la obtención de muestras.

Todos los tubos con torunda y los frascos para la producción y obtención de muestras tienen un tiempo de vida limitado, por lo que es necesario comprobar su fecha de caducidad antes de ser utilizados. Se debe tener la precaución en mantener los tubos de cultivo en una posición vertical continua para evitar que existan fugas de dióxido de carbono necesario para preservar la atmósfera anaeróbica en el interior del tubo. [11]

Una vez que se obtuvo la muestra para su cultivo, con una hoja de bisturí generalmente n.15, se realiza la incisión entre la mucosa y la submucosa hasta llegar a la cavidad abscesificada e infectada. La incisión debe realizarse corta, generalmente no mayor de 1 cm de longitud. Tras haberse realizado la incisión, se prosigue a insertar a través de ella un hemóstato curvo (Kelly) cerrado hasta llegar al objetivo que es la cavidad del absceso. En el siguiente paso se abre el hemóstato en diferentes direcciones con el fin de romper las pequeñas barreras, loculaciones o cavidades de pus formadas que no hayan podido quedar abiertas mediante la incisión inicial. La presencia de pus o de líquido tisular que se drene durante este lapso de tiempo debe ser aspirada con el aspirador quirúrgico y no permitirse que drene libremente hacia la cavidad oral del paciente. [11]

Una vez disecadas todas las áreas de la cavidad del absceso o celulitis y se hayan eliminado todo el pus de ellas, se coloca un pequeño tubo de drenaje para mantener la abertura en la incisión quirúrgica. El drenaje que se utiliza con mayor frecuencia en los abscesos intraorales o extraorales es un drenaje tipo Pen rose estéril de 0,6 cm de longitud.

Una alternativa que se puede utilizar con frecuencia cuando no se cuenta con este tipo de provisiones, es una pequeña tira estéril de un dique de goma o del material de guantes quirúrgicos de látex. Al seleccionar este material quirúrgico se debe tomar en cuenta la sensibilidad que puede llegar a tener el látex en el paciente. [11]

Se confecciona un trozo de drenaje con la longitud necesaria para alcanzar la profundidad de la cavidad del absceso o celulitis y se inserta en este lecho quirúrgico con ayuda de un hemóstato antes mencionado. Sucesivamente, se sutura el drenaje en un borde de la incisión anteriormente realizada, con un punto de sutura no absorbible. La sutura se debe efectuar sobre el tejido viable y no infectado, para evitar la pérdida del drenaje que podría llegar a desgarrarse si se posiciona en un tejido desvitalizado y no viable. [11]

El drenaje debe permanecer en el lecho hasta que deje de observarse salida de material del absceso, habitualmente esto sucede en las mejores condiciones entre 2 y 5 días. La eliminación y el retiro del drenaje se realiza cortando el punto de sutura y deslizando el drenaje fuera de la herida quirúrgica. [11]

Fundamento 5: Tratamiento farmacológico del paciente.

La atención médica necesaria para el paciente con diagnóstico de infección odontogénica grave se basa principalmente en 3 pilares: hidratación, nutrición y control de la hipertermia. El mantenimiento y restablecimiento del equilibrio electrolítico en el paciente así como el control de enfermedades sistémicas representan una parte fundamental y crucial de la atención médica y del apoyo necesario para el paciente. [14]

En temperaturas superiores a 38°, la hipertermia puede verse deteriorada al aumentar las demandas metabólicas y cardiovasculares más allá de la capacidad de reserva fisiológica del paciente. Las reservas de la energía del paciente se pueden y tiende a agotar rápidamente, así como la pérdida de líquido aumenta drásticamente. [14]

La pérdida diaria de líquidos sensibles se constituye principalmente por el sudor que genera una pérdida de cantidad de 250 ml aproximadamente por grado de fiebre. La pérdida de líquido insensible, que se constituye principalmente por la evaporación de los pulmones y la piel, aumenta de 50 a 75 ml por grado de fiebre por día. [14]

La hipertermia tiene como consecuencia el aumento de la demanda metabólica representado entre un 5 a 8% por grado de fiebre por día. Por consiguiente, es necesario complementar y sustituir la ingesta oral del paciente intervenido e hiperémico, probablemente la vía oral se puede intervenida y comprometida significativamente por los efectos locales de la infección aguda y la cirugía, esta puede beneficiarse mediante el uso de alimentación complementaria o incluso nutrición enteral a través de una sonda nasogástrica de alimentación. [14]

Fundamento 6: Prescripción del antibiótico adecuado.

Las infecciones odontogénicas toman su etiología por un grupo conocido y pronosticado de ciertas bacterias; el grado de sensibilidad antibiótica frente a este tipo de microorganismos es bien conocido y constante.

Un cotidiano procedimiento terapéutico consiste en utilizar antibióticos de forma empírica, esto conlleva a administrar el antibiótico con el objetivo de suponerse que se está administrando el fármaco apropiado de acuerdo a el tipo de infección, la zona de infección y a los microorganismos usualmente presentes en ella. [11]

Comúnmente el fármaco de elección es la penicilina. Las alternativas a utilizar en pacientes alérgicos a la penicilina son la clindamicina, cefalosporinas y algunos macrólidos. Por otra parte el metronidazol tiene una indicación útil únicamente frente a bacterias de origen anaerobio y se debe reservar su uso para las situaciones en las que se identifique con precisión la presencia exclusiva de anaerobios o bien administrase en combinación con otro antibiótico, como la penicilina, para ejercer un efecto sinérgico y que presente actividad frente a bacterias aerobias, o cuando otros antibióticos estén contraindicados. [11]

Los estudios de laboratorio que muestran el antibiograma y sensibilidad frente a ciertos antibióticos son informativos, pero no pueden explicar los efectos del tratamiento quirúrgico, las interacciones bacterianas y la respuesta inmunitaria en la situación clínica. [11]

Los resultados de varias revisiones sistemáticas nos permiten llegar a la siguiente conclusión:

- Los estudios de laboratorio que describen la sensibilidad a los antibióticos de los aislados bacterianos de infecciones odontogénicas orofaciales indican que los antibióticos más recientes y de espectro más amplio son más eficaces in vitro que los antibióticos más antiguos de espectro más estrecho. [23]

Véase tabla n. 7 Antibióticos de elección para la terapia empírica. [23]

Antibióticos de elección para la terapia empírica.	
Severidad/Hipersensibilidad	Antibióticos de elección
Ambulatorio	Amoxicilina Clindamicina Azitromicina
Hipersensibilidad penicilina	Clindamicina Azitromicina Metronidazol Moxifloxacino
Hospitalización	Ampicilina + sulbactam Clindamicina Penicilina + metronidazol Ceftriaxona
Hipersensibilidad penicilina	Clindamicina Moxifloxacino Vancomicina + metronidazol

- Por lo tanto, parece razonable concluir que cuando se combina con la cirugía apropiada, incluida la incisión, el drenaje y la extracción del foco séptico o incluso el tratamiento del conducto radicular el pronóstico y uso de estos se beneficiara pudiendo resultar favorable. [23]

- Los antibióticos b-lactámicos tienen un excelente perfil de seguridad, siempre y cuando se haya descartado una reacción alérgica mediante una revisión exhaustiva de la historia clínica. [23]

- En una serie prospectiva de casos de infecciones odontogénicas graves que requirieron hospitalización, Flynn y sus colegas encontraron una tasa de fracaso terapéutico de la penicilina G intravenosa del 21% en casos graves de infección odontogénica en pacientes hospitalizados y se aislaron cepas resistentes a la penicilina de la infección en el 54% de los casos. [23]

- Al-Nawas y sus colegas encontraron una mayor tasa de resistencia a la penicilina en las infecciones odontogénicas de pacientes hospitalizados o ambulatorios. Estos hallazgos indican que puede ser prudente utilizar una combinación de un fármaco inhibidor de b-lactamasas, como la ampicilina / sulbactam, en primera línea en infecciones odontogénicas graves que requieran hospitalización. [23]

- En el caso de alergia a la penicilina, la clindamicina reemplaza a los antibióticos b-lactámicos como fármaco de elección por razones de seguridad y por presentar un amplio espectro. La colitis asociada a antibióticos (CAA) causada por el crecimiento excesivo de *Clostridium difficile* es una preocupación en el uso terapéutico excesivo de la clindamicina. Sin embargo, los datos demográficos de las infecciones odontogénicas no coinciden con los más comúnmente asociados con la CAA, que incluyen hospitalización prolongada, cirugía abdominal, edad avanzada, sexo femenino y múltiples comorbilidades. [23]

- Entre los antibióticos macrólidos, la azitromicina tiene un índice de menor interacciones farmacológicas que la claritromicina y la eritromicina. Debido a que la azitromicina se metaboliza por una vía diferente a la de otros macrólidos, se evita el CYP3A4, la enzima microsomal hepática asociada con mayor frecuencia con interacciones medicamentosas. [23]

- Se ha demostrado que el metronidazol es tan eficaz como la penicilina cuando se usa solo en infecciones odontogénicas en pacientes ambulatorios, cuando se combina con la cirugía adecuada, incluso aunque sólo mata las bacterias anaeróbicas. En las infecciones hospitalarias, la combinación de metronidazol con penicilina debería ser eficaz contra casi todos los patógenos odontogénicos. Recordemos que esta combinación atraviesa la barrera hematoencefálica. [23]

- La moxifloxacina es una fluoroquinolona de cuarta generación que es eficaz contra los Estreptococos y anaerobios orales. Otra ventaja de este fármaco es su excelente absorción y penetración ósea cuando se administra por vía oral. Debe evitarse en mujeres embarazadas y niños debido a su toxicidad para el cartílago en crecimiento. [23]

- También se ha demostrado en estudios de laboratorio que las cefalosporinas son eficaces en infecciones odontogénicas. [23]

- Entre los antibióticos comúnmente utilizados para las infecciones odontogénicas, parece que ningún antibiótico es claramente superior a todos los demás. Por lo tanto, los antibióticos pueden elegirse de acuerdo con el costo y la seguridad, con una consideración individualizada del historial médico del paciente. El tratamiento quirúrgico, que consiste en incisión y drenaje y eliminación de la causa odontogénica mediante extracción, terapia endodóntica u otros medios, es de primordial importancia. [23]

Fundamento 7: Administrar los antibióticos de forma adecuada.

Lo ideal es que se alcancen concentraciones plasmáticas lo suficientemente elevadas como para inhibir el crecimiento de las bacterias que sean sensibles a el antibiótico pero sin llegar a cifras que provoquen toxicidad en el paciente. [11]

Usualmente, la concentración plasmática máxima del fármaco debe estar como mínimo cuatro o cinco veces por encima de la concentración mínima inhibitoria frente a los microorganismos y las bacterias involucradas en la infección. [11]

Fundamento 8: Evaluar con frecuencia al paciente.

En los padecimientos de infecciones graves de cabeza y cuello, se acredita un seguimiento clínico continuo y estrecho a partir de la terapia inicial debido a que:

(1) Las infecciones de origen odontogénico pueden y tienden a progresar hacia espacios anatómicos más profundos incluso después de un drenaje previo y completo de todos los espacios afectados por celulitis o abscesos.

(2) Existe la posibilidad de que ocurra y se presente una falla en la respuesta del huésped a la infección odontogénica, tomando en cuenta el contexto de las comorbilidades que existen y comprometen el sistema inmunológico del paciente.

(3) Actualmente está aumentando la incidencia de bacterias resistentes a los antibióticos en las infecciones de cabeza y cuello. [11]

Los criterios que se deben tomar en cuenta para el alta hospitalaria incluyen ciertas medidas que indiquen una disminución de la infección odontogénica, una vía aérea estable y fuera de peligro, así como una recuperación de la función autónoma completa por parte del paciente. [11]

Cuando no se ha logrado identificar una causa anatómica o foco séptico del deterioro clínico, debe guiarse la atención médica a un problema microbiológico, sistémico, inmunológico. En este caso, una interconsulta con otros especialistas puede resultar sumamente útil. [11]

Véase tabla n.8 Donde se enlistan los criterios a considerar para el alta hospitalaria en un absceso profundo de cuello. [11]

Criterios para el alta hospitalaria en un absceso profundo de cuello.
o   Extubación completa y segura del paciente
o   Temperatura menor a 37.8 por 24 horas
o   Vía oral permeable
o   Remoción de los drenes
o   Descenso en la inflamación
o   Cantidad mínima o ausencia de drenaje
o   Adecuado control sistémico
o   Ambulación

Véase tabla n. 9 Posibles causas del fracaso en el tratamiento en paciente con absceso profundo de cuello [16]

Posibles causantes del fracaso del tratamiento.	
CAUSANTE	EJEMPLO
Cirugía inadecuada	Drenaje quirúrgico inadecuado.
Osteomielitis no diagnosticada	Infección recurrente en tejidos blandos en espacios anatómicos contiguos.
Inmunodepresión	Control metabólico deficiente, VIH, leucemia, quimioterapia/radioterapia, etc.
Presencia cuerpo extraño	Presencia de implantes.
Tumor	Carcinoma escamoso celular.
Obstrucción anatómica para el drenaje	Sialolitiasis, sinusitis.

Selección inadecuada del antibiótico	Elección incorrecta del antibiótico empírico. Falta de seguimiento y administración por parte del paciente. Interacciones medicamentosas. Prescripción incorrecta de la dosis. Error en el diagnóstico del cultivo.
Sobre-infección	Cuadro de candidiasis causada post - antibiótico.
Re-infección	Reincidencia por actinomyces.

1) *PROTOCOLO DE ATENCIÓN PARA PACIENTES CON ABSCESO PROFUNDO DE CUELLO* DE ORIGEN DENTAL EN EL HOSPITAL GENERAL DE XOCO.

1. Ingresa paciente a Urgencias.

   a. Se realiza historia clínica al paciente así como el consentimiento informado.
   b. Se canaliza al paciente mediante una vía permeable periférica (Se valora por el servicio de Urgencias la necesidad de catéter venoso central).
   c. Prescripción de antibioticoterapia de doble esquema de manera empírica.
   d. Se valora la vía aérea (Se determina necesidad de intubación orotraqueal para protección de vía aérea en caso de ser necesario por el servicio de Urgencias).
   e. Se emite diagnóstico por parte del servicio de Urgencias y se interconsulta al servicio de Cirugía Plástica Reconstructiva y Maxilofacial (CPRM).

2. Elaboración de nota de valoración e ingreso por parte del servicio de CPR Y Maxilofacial.

   a. Se solicitan laboratorios: citometría hemática, química sanguínea, tiempo protrombina (TP), tiempo de tromboplastina (TPT), international normalized ratio (INR), electrólitos séricos.
   b. Se solicitan estudios imagenológicos: tomografía computarizada simple de macizo facial, con extensión a cuello y tórax.
   c. Se establece la extensión y diseminación del proceso infeccioso a los espacios aponeuróticos anatómicos involucrados, determinando el grado de severidad.
   d. Se brinda la solicitud y consentimiento de intervención quirúrgica al paciente.
   e. Solicitud de tiempo quirúrgico en quirófano para procedimiento de incisión, drenaje y retiro de foco séptico.

3. Se interconsulta al servicio de Medicina Interna en caso de que el paciente tenga una edad mayor a 40 años para su evaluación sistémica prequirúrgica.

4. Se interconsulta al servicio de Anestesiología para valoración preoperatoria del paciente.

   a. Valoración del estado de salud con base en los resultados de laboratorio.
   b. Valoración de vía aérea.
   b.1 Si el servicio de Anestesiología determina que es una vía aérea difícil se interconsulta a el servicio de Endoscopía para intubación con nasofibroendoscopia.

   c. Anestesia general balanceada/sedación.
   d. Se entuba a el paciente de acuerdo con el plan de tratamiento de Anestesiología. (nasotraqueal, orotraqueal.)

5. Se interconsulta a el servicio de Cirugía General (cuando se determina la protección de la vía aérea para realizar el procedimiento quirúrgico de traqueostomía.)

Véase Anexo 1: Definición e indicaciones de la traqueostomía y traqueotomía.
Véase Anexo 2: Técnica quirúrgica de la traqueotomía.

6. Ingreso a sala de quirófano destinada a procedimientos contaminados.

7. Verificación de cirugía segura con el personal de enfermería, médico y quirúrgico.

8. Técnicas quirúrgicas de asepsia y antisepsia.

9. Infiltración mediante anestesia local regional.

10. Extracción foco séptico (extracción del diente involucrado.)

11. Incisión de acuerdo con los principios de los autores Topazian, Laskin y Petterson.

12.   Disección roma.

Incisión y disección para el drenaje de absceso profundo de cuello.

a. Incisión con bisturí de preferencia con hoja número 15.

b. Incisión en tejido sano, no debe realizarse en la zona más fluctuante del absceso o la celulitis (con el objetivo de obtener una adecuada cicatrización y evitar escareamientos).

c. Incisión en zona que se vea facilitado el drenaje por la gravedad.

d. Incisión en áreas estéticas (borde mandibular marginal, a nivel de la formación de algún pliegue cutáneo natural siempre y cuando sea conveniente).

e. Disección roma, con tijeras tipo kelly cerradas, a través de los tejidos profundos y explorando en todas las direcciones posibles, con el objetivo de acceder a zonas compartimentalizadas y ocupadas por pus, extendiendo la disección a niveles de los ápices dentarios de los dientes involucrados; se puede realizar en

f. caso de ser necesario el desbridamiento de varios espacios anatómicos comunicando espacios mediante la incisión (utilizando digito-disección). [24]

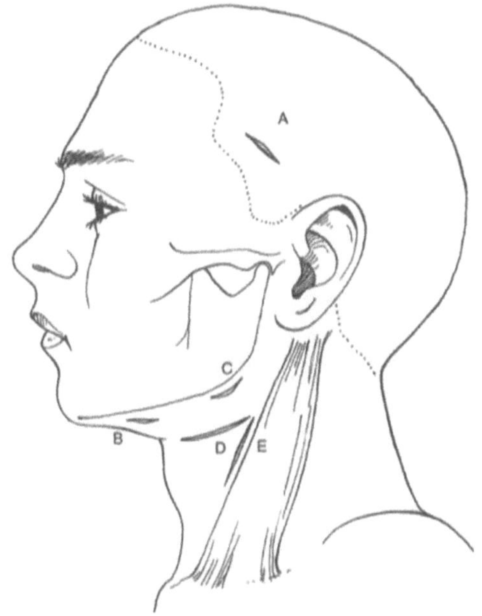

Fig. n. 3 Líneas propuestas para la incisión extraoral en absceso profundo de cuello.
A: Temporal superficial o profundo.
B: Submentoniana o submandibular.
C: Submandibular, Submasetérico o Pterigomandibular.
D: Faríngeo lateral o retrofaríngeo superior.

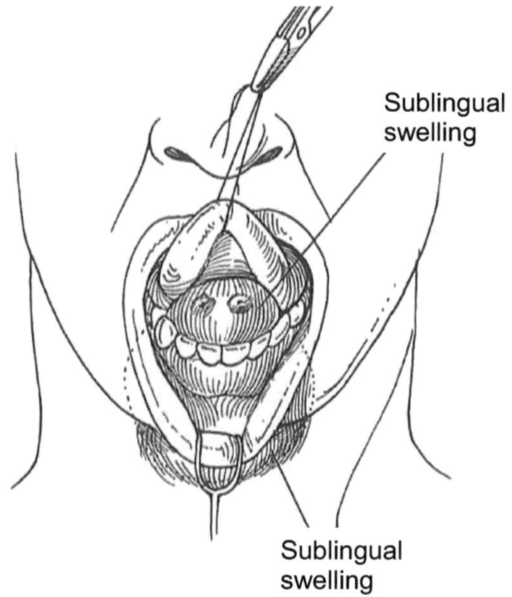

Fig. n. 4 Espacio sublingual y submentoniano ocupados por una infección odontogénica. [25]

13. Toma de cultivo y traslado del mismo a el departamento de Microbiología del Hospital General de Xoco.

Toma cultivo y traslado del cultivo.

Las infecciones orales y maxilofaciales representan un problema único debido a la abundancia y variedad de organismos presentes en esta región así como la naturaleza cambiante observada en años recientes. La saliva contiene aproximadamente cien millones de especies anaerobias y diez millones de especies aerobias y organismos anaerobios facultativos. Esto crea un gran riesgo de contaminación y sobre infección. Diferentes categorías de microorganismos son los responsables de la etiología de las infecciones de origen dental entre ellos se distinguen: aerobios, anaerobios, bacterias ácido resistentes, hongos, virus, espiroquetas, etc.

En general, un diagnóstico clínico ante una infección debe ser confirmado con estudios de laboratorio. Los cultivos para detectar el tipo de microorganismos presentes en un proceso infeccioso requieren por lo menos 24 horas para estudiar su desarrollo y crecimiento y hasta 48 horas para el desarrollo de *fungi, mycoplasma o chlamydia.*

Colección y transporte del espécimen.

La toma de cultivo apropiada del espécimen a estudiar significa un transporte y toma de cultivo óptimo, una maniobra inadecuada en el manejo del cultivo puede provocar un diagnóstico y tratamiento erróneo, teniendo que repetir la toma de la muestra días después.

Los microorganismos representativos de la zona de infección activa deben ser coleccionados en forma adecuada y suficiente. Contenedores o medios de transporte inadecuados pueden causar la contaminación de la muestra o de la persona que lo está tomando, así como la pérdida de vialidad de los microorganismos.

Las técnicas de preparación aséptica son importantes en lesiones expuestas o contiguas a la zona orofaríngea o cutánea para así minimizar la introducción, contaminación y colonización de microorganismos en el cultivo de estudio. La irrigación con solución salina o agua estéril es esencial. Los antisépticos no deben usarse porque pueden provocar la muerte de bacterias antes de poder ser transportadas y estudiadas en el cultivo.

Las lesiones que presenten acumulación de detritus o tejido necrótico pueden ser limpiadas previamente con jabón que tenga un mínimo efecto antibacterial y después deben ser irrigadas.

Stuart´s, Amie´s o Cary Blair son medios de transporte que actualmente existen para su posterior estudio en un medio de cultivo.

Un lapso máximo de 2 horas son permitidas entre la toma del cultivo y la examinación microbiológica del espécimen. Teniendo como consecuencia la progresiva pérdida de viabilidad, crecimiento desproporcionado, alteración en la morfología de los microorganismos, etc. La refrigeración debe ser usada solo cuando no existe otra alternativa, muchos organismos mueren debido a su manejo inadecuado como lo es una temperatura inadecuada y la pérdida del protocolo para su estudio. [27]

Fotografías tomadas en el departamento de Microbiología del Hospital General de Xoco.

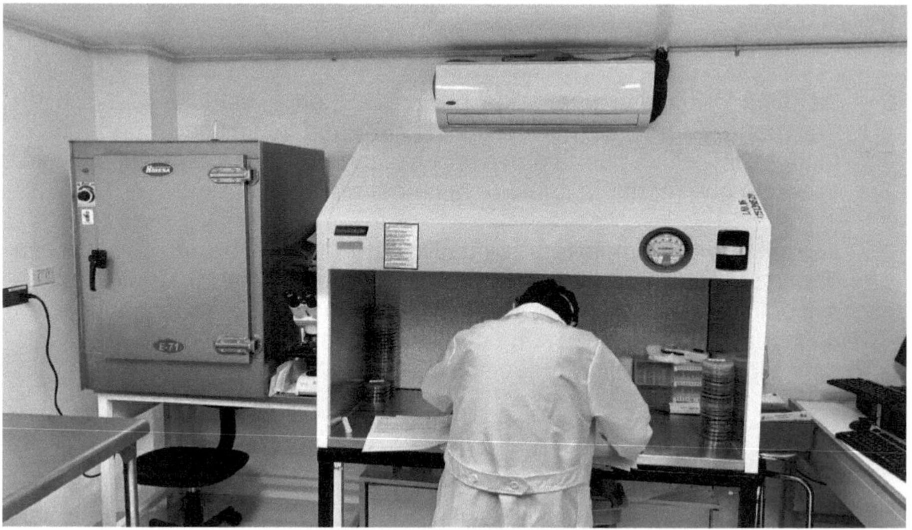

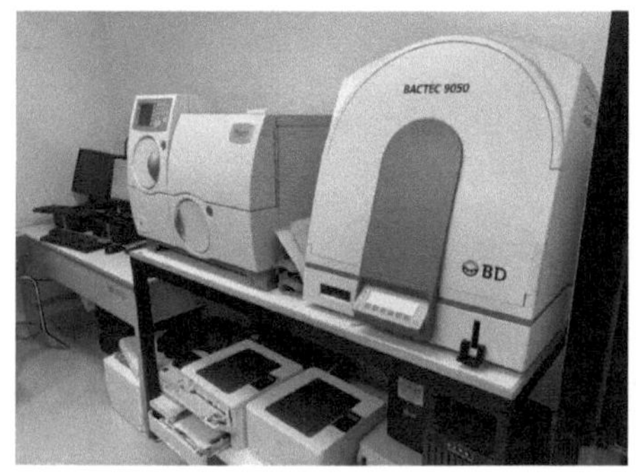 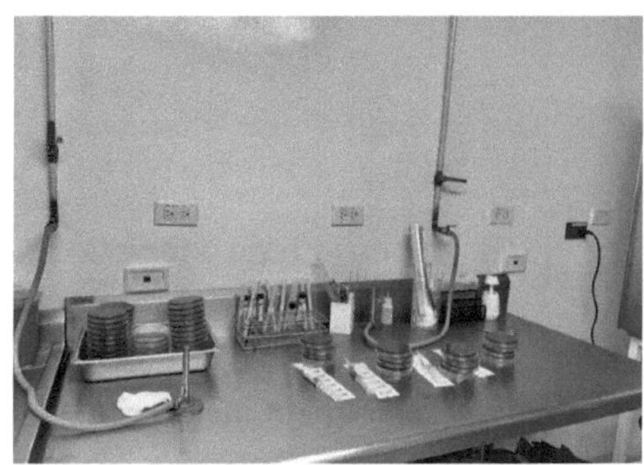

14. Drenaje

15. Colocación de dren Pen rose.

Drenaje y lavado en absceso profundo de cuello. Definición, indicaciones y colocación de Pen Rose.

Todos los espacios anatómicos comprometidos en un proceso de celulitis o absceso causado por una infección odontogénica deben ser drenados lo antes posible, el drenaje en etapa celulítica ha demostrado que suele prevenir la diseminación de la infección a espacios anatómicos contiguos y profundos del cuello, viéndose también favorecida la toma de cultivo en esta etapa para la detección temprana de los microorganismos presentes en ella.

La debridación e irrigación de los espacios anatómicos infectados tienen como objetivo disminuir la cantidad de bacterias presentes, así como la eliminación de tejido necrótico, previniendo la posterior colonización de bacterias resistentes a los antibióticos.

El propósito del drenaje es lograr la expulsión del contenido hemático-purulento a favor de la gravedad mediante la incisión y colocación del drenaje tipo Pen rose, así como también favorecerá la debridación de la zona infectada mediante irrigación continua con solución a tercios (yodo, agua oxigenada, solución fisiológica). Los drenes (Pen rose, Jackson-Pratt, látex) usualmente se retiran de la herida quirúrgica dentro de 2 a 7 días. [25]

Drenaje Pen rose

Los drenajes son materiales diseñados para canalizar fluidos no deseados y / o aire de tejidos o cavidades corporales.

Existen tres indicaciones principales para colocarlos:

1) Para facilitar la eliminación del espacio muerto.
2) Evacuar las acumulaciones de fluidos y / o gases existentes.
3) Prevenir la formación anticipada de acumulaciones de fluidos.

Son suaves, maleables, radiopacos, fácilmente disponibles, económicos, biocompatibles, y son resistentes a altas temperaturas permitiendo esterilizarlos. Los drenajes Pen rose están disponibles en longitudes de 30 a 45 cm (12-18 pulgadas) y en anchos de 6 a 25 mm. A pesar de ser tubular, la mayor parte del drenaje ocurre extraluminalmente y es impulsado por la gravedad y la acción capilar. La cantidad de drenaje es proporcional al área de la superficie del drenaje Pen rose.

Este drenaje es útil para fluidos viscosos y espesos, que a menudo obstruyen el lumen de drenajes más pequeños. Los drenajes Pen rose no deben ser perforados, ya que esto reduce la superficie, disminuyendo la eficacia del drenaje.

Las perforaciones también debilitan el drenaje y permiten que se desarrollen adherencias entre el drenaje y los tejidos blandos, por lo cual puede resultar en la rotura del drenaje cuando se aplica tracción para eliminarlo.

Los drenajes Pen rose se pueden utilizar con éxito en heridas que no pueden estar completamente debridadas y en presencia de residuos y material extraño, tejido masivamente contaminado, y espacios muertos llenos de líquido.

El dren debe colocarse y mantenerse en condiciones asépticas. El lugar de implantación debe prepararse asépticamente, y, si es necesario, infiltrado con anestesia local. Se debe seleccionar la vía más directa y corta para la evacuación de fluidos.

El drenaje pasivo es introducido en la herida desde el interior hacia el exterior, minimizando la contaminación de la piel. El drenaje es colocado profundamente en el tejido que necesita drenaje y anclado a la piel para evitar que se desaloje. Se coloca un punto simple. La sutura se coloca desde la piel hasta la herida, a través del drenaje.

El extremo de drenaje debe ser lo suficientemente largo para evacuar los fluidos y para evitar su retracción en la herida cuando el paciente se mueve. [26]

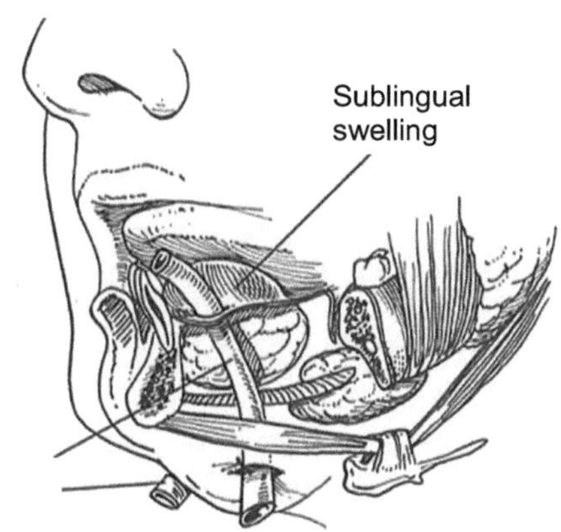

Fig. n.5 Colocación drenaje tipo Pen rose comunicando el espacio submentoniano con el sublingual.

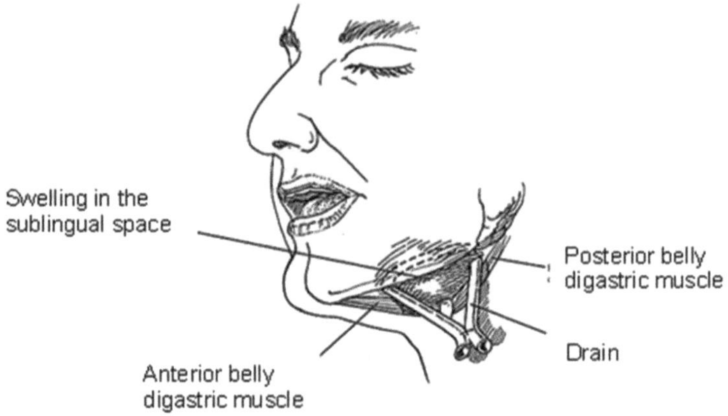

Fig. n. 6 Colocación drenaje tipo Pen rose comunicando el espacio submentoniano con el sublingual.

16. Lavado y aseo quirúrgico transoperatorio con solución a tercios (Yodopovidona, agua oxigenada, solución fisiológica.)

17. Se cubre herida quirúrgica con vendaje cervical.

18. Traslado del paciente a zona de recuperación.

19. Elaboración de nota operatoria y postoperatoria.

20. Elaboración de indicaciones postoperatorias. (Ingresar paciente a la Unidad de Cuidados Intensivos en caso de haber sido decidido por los médicos quirúrgicos.)

21. Valoración física y clínica con base a los resultados de laboratorio, para determinar la evolución del paciente intervenido.

Determinación de la evolución del paciente intervenido.

En las infecciones ambulatorias que han sido tratadas mediante extracción del foco séptico. Ejemplo: un diente o varios dientes, incisión y drenaje intraoral, la cita de seguimiento óptima suele ser a los 2 días postoperatorios por las siguientes razones:

1. Por lo general, el drenaje ha cesado y el drenaje puede interrumpirse en este momento.

2. Suele haber una mejora o un deterioro perceptible en los signos y síntomas que permiten tomar las siguientes decisiones sobre el tratamiento.

Para las infecciones odontogénicas que involucran espacios anatómicos profundos que son lo suficientemente graves como para la hospitalización, se requiere una evaluación clínica diaria y la curación de las heridas. A los 2 o 3 días del postoperatorio, los signos clínicos de mejoría deben ser evidentes, como disminución de la inflamación, disminución del drenaje de la herida, disminución del recuento de glóbulos blancos, disminución del malestar y dolor así como disminución de la inflamación de las vías respiratorias, por lo que se puede considerar la extubación. También en este momento deben estar disponibles los resultados del cultivo preliminar, que pueden proporcionar alguna orientación sobre la asertividad de la terapia antibiótica empírica.

Si los signos anteriores de mejoría clínica no son evidentes, entonces debe ser necesario comenzar una investigación por un posible fracaso del tratamiento.

Uno de los métodos más eficientes es la reevaluación de la TC postoperatoria. Una tomografía computarizada postoperatoria puede mostrar una inflamación continua de las vías respiratorias que puede impedir la extubación o una mayor propagación de la infección a espacios anatómicos previamente no drenados, o también puede confirmar el drenaje quirúrgico adecuado de todos los espacios anatómicos afectados mediante la visualización de drenajes radiopacos en todos los espacios anatómicos afectados. [6]

De acuerdo con un artículo publicado en el Journal of Cranio-Maxillo-Facial Surgery en el año 2018 nombrado: el rol de la proteína c reactiva y el recuento de células blancas para la predicción en la estancia hospitalaria y la severidad del absceso odontogénico; los niveles de Proteína C Reactiva y los recuentos de leucocitos cuantificados de forma preventiva pueden ser factores predictivos de la estancia hospitalaria en pacientes hospitalizados a largo plazo.[21]

Reporte del caso clínico.

Paciente masculino de 38 años de edad, que responde a las iniciales de J.A.N.S Antecedentes heredofamiliares y no patológicos sin relevancia para el padecimiento actual. Antecedentes personales patológicos: Obesidad grado III, niega enfermedades crónico - degenerativas. Inicia padecimiento actual 10 días previos, refiriendo intento fallido de extracción del tercer molar inferior izquierdo con facultativo. Posteriormente evoluciona con aumento de volumen en región submandibular izquierda, refiriendo dolor dental, dificultad para hablar y deglutir de 1 día de evolución, tratado con clindamicina y dexametasona por parte del mismo facultativo, sin obtener resolución. Acude el 19 de julio del 2021 al servicio de urgencias del Hospital General de Xoco donde se diagnóstica con absceso profundo de cuello en zona anatómica submandibular izquierda, submentoniana, sublingual bilateral y parafaríngea izquierda.

A su ingreso el paciente presenta malestar general, taquipnea, hipertermia corporal de 38º, limitación en la apertura bucal, disnea, odinofagia, disfagia, disfonía, estridor y voz de papa caliente. En la zona sublingual, submandibular izquierda y en la zona submentoniana se observa un aumento de volumen eritematoso con consistencia fluctuante e hiperémico a la palpación. Intraoralmente se observa piso de boca elevado, dificultad para movilizar la lengua, y desviación de la úvula hacia el lado derecho. *Ver imagen 1.*

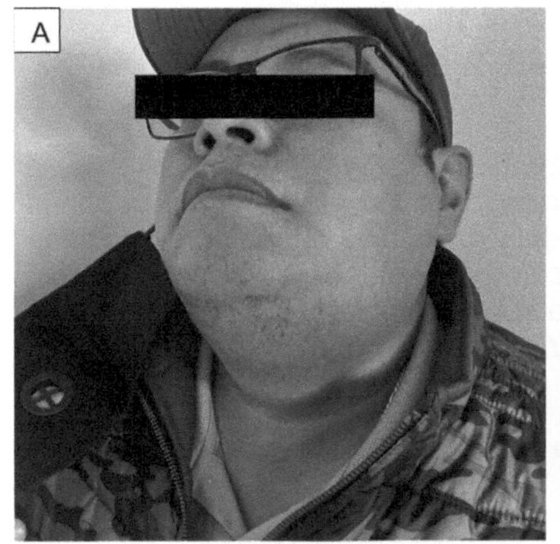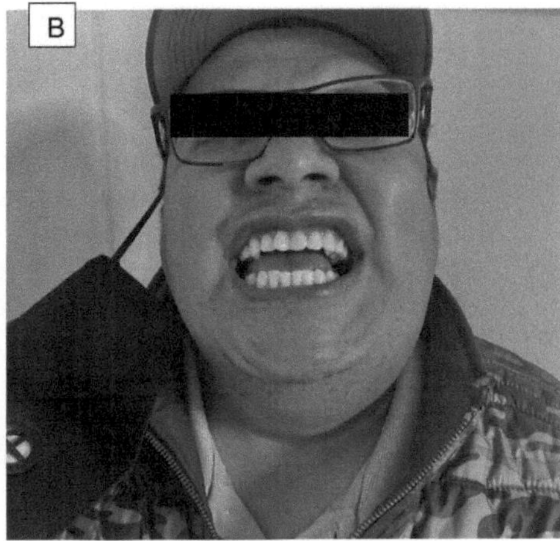

Imagen n.1 **Fotografías extraorales de paciente con absceso profundo de cuello.**

A) Vista lateral: **Se observa de aumento de volumen en región sublingual, submandibular y submentoniana, así como zonas eritematosas periféricas.**

B) Vista frontal: **Se aprecia limitación en la apertura oral al solicitar al**

C) **paciente que realice apertura máxima bucal.**

Se inicia protocolo de atención para absceso profundo de cuello:

A.   Se canaliza vía permeable periférica con solución fisiológica al 0.9% 1000cc para 24 horas, se inicia antibioticoterapia empírica de doble esquema con ceftriaxona de 1 gr IV cada 12 horas y clindamicina de 600 mg IV cada 8 horas. En cuanto a la analgesia se emplea paracetamol de 1gr IV cada 8 horas y ketorolaco de 30 mg IV cada 8 horas. Para protección gástrica se indica omeprazol 40 mg IV cada 24 horas.

B.   Se obtienen resultados de estudios de laboratorio: leucocitos: 22.000 células x mm3 , hemoglobina 19.0 gr/dl, hematocrito 55.5 % glucosa 83 mg/dl, creatinina 0.7 mg/dl, plaquetas 303,000 por microlitro, TP 13.9 seg. , TPT 26.0 seg. , INR 1.15.

C.   Se realiza estudio de tomografía computarizada (TC) simple de macizo facial con extensión a mediastino, en la cual se aprecian zonas isodensas a tejidos blandos con desplazamiento de vía aérea hacia la derecha, zona hipodensa a colección en espacio parafaríngeo izquierdo, que se extiende a zona submandibular izquierda, sublingual bilateral y zona submentoniana. *(fig. 3-7)*

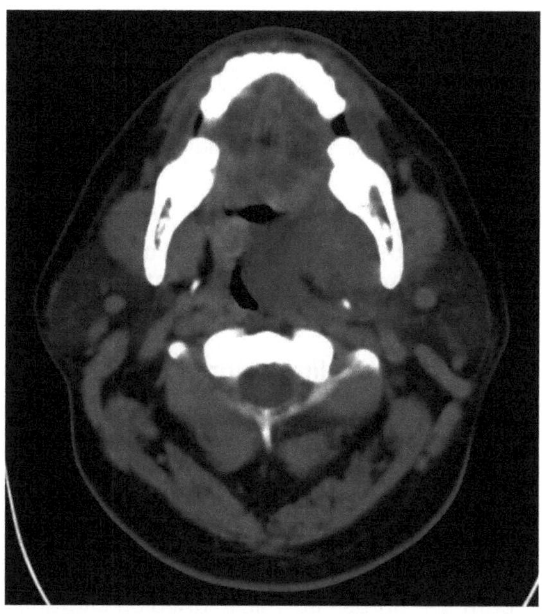

Imag. n. 3 TC de macizo facial simple en corte axial en ventana para tejidos blandos a la altura del ángulo mandibular donde se aprecia zona isodensa a tejidos blandos con desplazamiento de vía aérea hacia la derecha, zona hipodensa a colección en espacio parafaríngeo izquierdo, que se extiende a zona submandibular izquierda, submentoniana y sublingual bilateral.

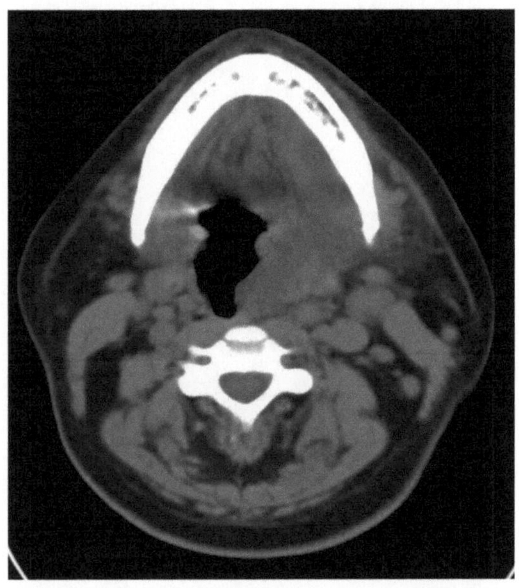

Imag. n. 4 TC de macizo facial simple en corte axial en ventana para tejidos blandos a la altura de cuerpo mandibular donde se aprecia zona isodensa a tejidos blandos con desplazamiento de vía aérea hacia la derecha, zona hipodensa a colección en espacio submandibular izquierdo, que se extiende hacia el espacio sublingual bilateral.

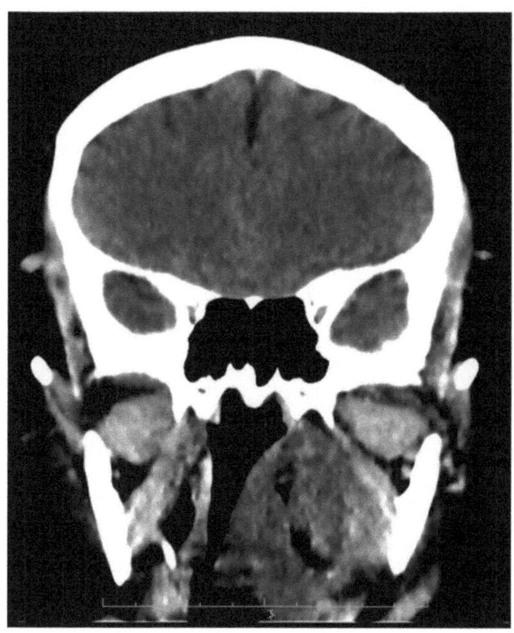

Imag. n. 5 TC de macizo facial simple en corte coronal a nivel de las ramas mandibulares en ventana para tejido blando donde se puede apreciar zona isodensa a tejidos blandos en la región parafaríngea izquierda presentando también zonas hipodensas compatible con gas.

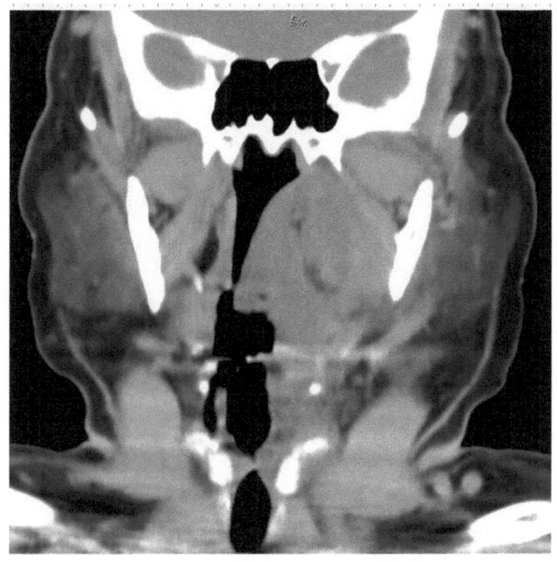

Imag. n. 6 TC de macizo facial simple en corte coronal a nivel de las ramas mandibulares en venta para tejidos blandos donde se advierte la desviación hacia el lado derecho de la vía aérea superior.

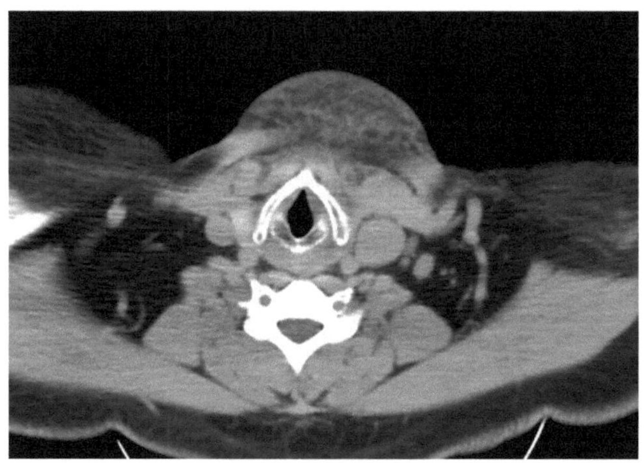

Imag. n. 7 TC de macizo facial simple con extensión a mediastino en corte axial a nivel de la epiglotis, en la cual se observa una permeabilidad de la vía aérea, con ausencia de datos de mediastinitis.

D. Se ingresa el paciente a quirófano junto con el equipo de Anestesiología, Cirugía General y Cirugía Plástica Reconstructiva y Maxilofacial.

E. Bajo anestesia general balanceada y previa intubación orotraqueal se inicia procedimiento de traqueostomía por parte de los médicos del servicio de Cirugía General para proteger la vía aérea previniendo el colapso de la misma. Se continúa tiempo quirúrgico para incisión y drenaje de absceso por parte del servicio de Cirugía Plástica Reconstructiva y Maxilofacial. *(fig. n.8)*

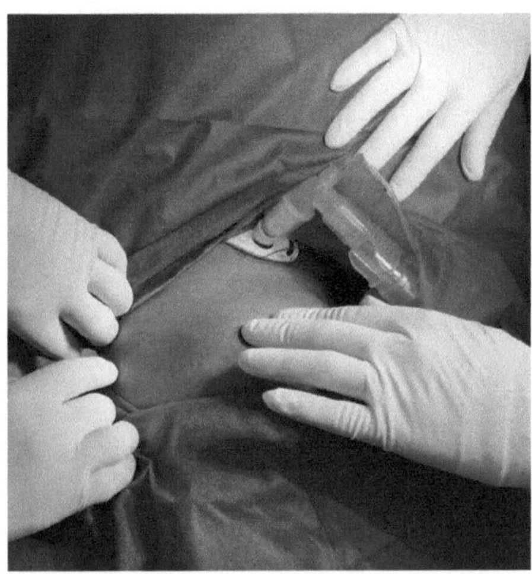

Imag. n.8 Traqueostomía conectada al respirador artificial.

F. Se realiza retiro del foco séptico (tercer molar inferior izquierdo). Se procede a realizar dos incisiones en zona submandibular izquierda y submentoniana *(fig.9-10)*. Se realizan fasciotomías con pinzas kelly descomprimiendo, comunicando y drenando las zonas anatómicas sublingual bilateral y submandibular izquierda *(fig. 11)* esta última se comunica con el espacio parafaríngeo lateral mediante dígito disección *(fig.12)*, obteniendo una evacuación de contenido purulento franco de color amarillento fétido de aproximadamente 35 cc. *(fig.12)* Se efectúa toma de cultivo con antibiograma del lecho quirúrgico *(fig.13)*. Posterior irrigación y aseo quirúrgico.

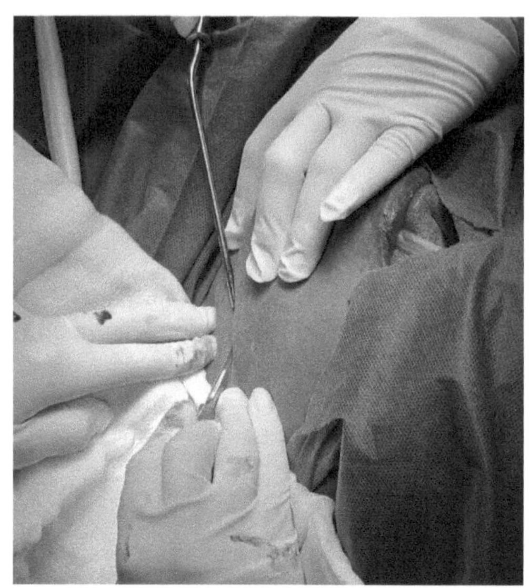

Imag. n. 9 Incisión submandibular.

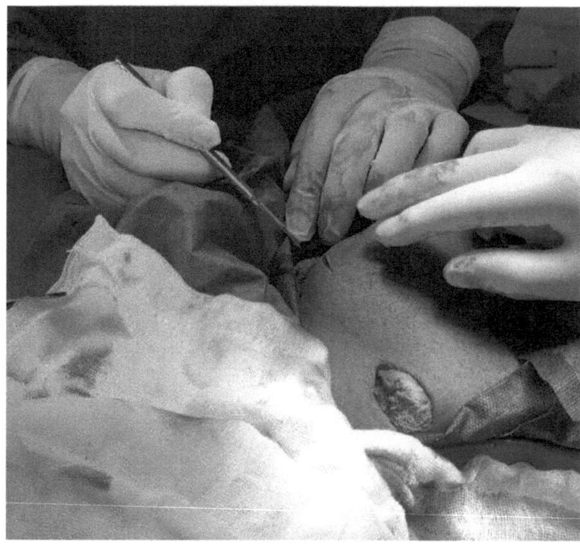

Imag. n. 10 Incisión submentoniana.

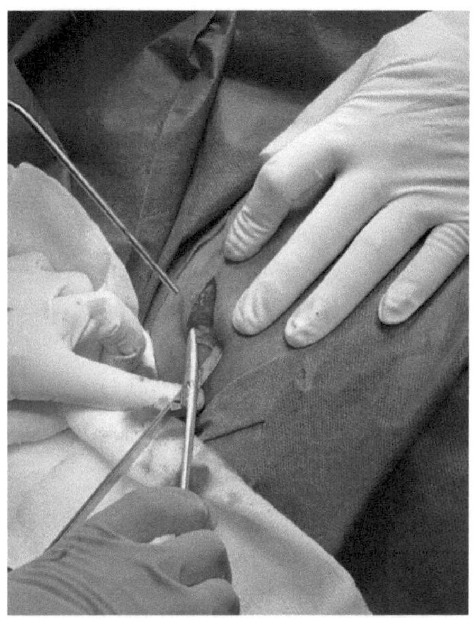

Imag. n. 11 Disección por planos con pinzas kelly comunicando espacios anatómicos involucrados.

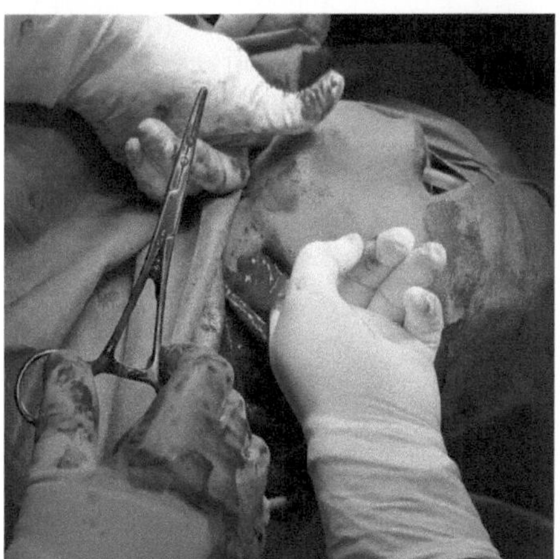

Imag. n. 12 Dígito disección donde se comunica espacios submandibulares con el parafaríngeo izquierdo, así mismo observándose evacuación de contenido hemático purulento del absceso.

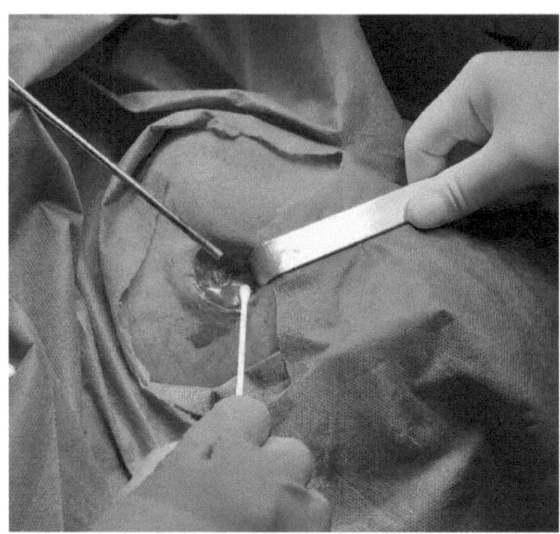

Imag. n. 13 Toma de cultivo y antibiograma del lecho quirúrgico.

Se procede a la colocación de dos tubos de drenaje tipo Penrose que comunicarán la zona submentoniana con la submandibular izquierda, suturados mediante un punto simple de seda en ambos extremos del tejido cutáneo sano circundante a la zona intervenida. *(fig.14)* Por último se realiza vendaje cervical protegiendo y cubriendo los drenajes.

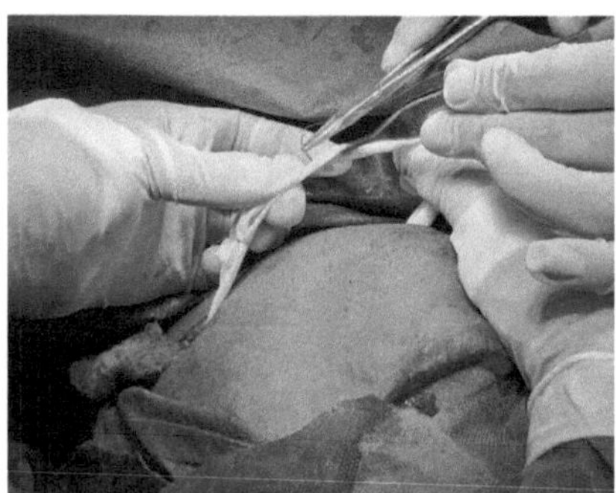

Imag. n. 14 Colocación de drenajes Pen Rose comunicando zona submandibular y submentoniana.

G. Se ingresa el paciente a la unidad de terapia y cuidados intensivos (UCI) para su vigilancia estrecha donde se le decide colocar una sonda nasogástrica para su nutrición y alimentación. *(fig.15)*

Por protocolo se realiza curación de heridas quirúrgicas con solución a tercios compuesta de yodo, agua oxigenada y solución fisiológica cada 8 horas por parte del servicio de CPR y Maxilofacial.

Se realiza interconsulta al servicio de Medicina Interna debido a que el paciente presentó cifras superiores a las normales de tensión arterial durante el evento anestésico diagnosticándole hipertensión arterial y brindando como tratamiento amlodipino de 5 mg cada 12 horas y captopril de 25 mg cada 12 horas.

Se obtiene resultado del cultivo con desarrollo para *Staphylococcus hominis* por lo que se opta por cambiar antibiótico a Imipenem de 1g IV cada 8 horas por 7 días debido a que la bacteria mostró sensibilidad en el antibiograma.

Al tercer día de estancia en la UCI se decide realizar progresión y retirar apoyo mecánico ventilatorio.

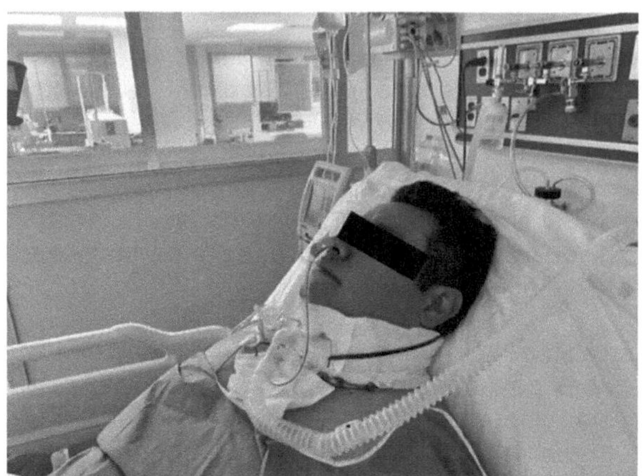

Imag. n. 15 Paciente en la UCI post intervención quirúrgica.

H. A los 11 días de su ingreso se encuentra el paciente con un índice de Glasgow de 15, sin datos de SIRS (Síndrome de Respuesta Inflamatoria Sistémica), hemodinámicamente integró, se decide ingresar al paciente al piso de Cirugía Plástica Reconstructiva y Maxilofacial donde se realiza progresión de traqueostomía y se retira la sonda nasogástrica.

I. Luego de 13 días de la intervención quirúrgica así como de haber completado el esquema de antibiótico y notar evolución en su saturación (92% sin oxígeno suplementario), presentando clínicamente una correcta afrontación de los planos cutáneos en herida por traqueostomía con bordes libres de datos de infección activa , con una disminución considerable del aumento de volumen en la zona del absceso previamente drenado, observándose ambas heridas quirúrgicas libres de datos de infección y libres de cualquier tipo de secreción.

Con laboratorios que mostraron los siguientes resultados: leucocitos 11,200 x mm3, hemoglobina 17.0 gr/dl, hematocrito 50.8%, glucosa 72 mg/dl, creatinina 0.8 mg/dl, plaquetas 364,000 por microlitro, TP 12.9 seg. , TPT 31.8 seg. , INR 1.17.

J. Se decide el egreso hospitalario con antibioticoterapia y analgesia vía oral, lavados de herida quirúrgica cada 8 horas con jabón neutro, higiene oral estricta, enjuagues con clorhexidina al 0.12%. Con sus posteriores citas de seguimiento en la consulta externa al 3 día de su alta del Hospital General de Xoco.

Conclusiones

Uno de los temas más controversiales y discutidos en el área de la cirugía oral y maxilofacial es el hecho de realizar o no la extracción de los dientes involucrados en el momento de la fase aguda de la infección. La experiencia médica con los múltiples pacientes ingresados e intervenidos con este diagnóstico en el Hospital General de Xoco sugiere que la incisión y el drenaje tanto en la etapa celulítica que es el momento de fase aguda de la infección como en la etapa de absceso y la extracción del diente son un complemento importante, lo que ha dado como resultado una recuperación más rápida del huésped y un descenso considerable de la carga bacteriana local.

Por otra parte, como se menciona dentro de este trabajo, el rápido aumento, así como la disminución en los niveles de la proteína c reactiva en procesos inflamatorios agudos hacen posible que este marcador sea un predecible indicador de inflamación en fase aguda representando una alta sensibilidad. En este trabajo se presentó un obstáculo por el echo de no poder cuantificar y reportar los niveles de PCR al momento del ingreso hospitalario, así como en el egreso, debido a que dentro del protocolo de atención del absceso profundo de cuello en el Hospital General de Xoco no se solicita este marcador.

Recordemos que las infecciones odontogénicas toman su origen por un grupo conocido y predecible de ciertas bacterias (ya sean aerobias o anaerobias), el grado de sensibilidad de estos microorganismos frente a los antibióticos es bien conocido y constante. Por lo tanto, el hecho de utilizar un esquema de antibiótico de forma empírica, tiene el objetivo de proporcionar una terapia farmacológica rápida para el paciente al llegar al hospital buscando el descenso de la infección aguda y la mejoría del paciente. Basándose en que este antibiótico será el apropiado de acuerdo con la infección y zona anatómica donde se esta presentado la misma.

El diagnóstico oportuno y el tratamiento óptimo son piezas claves para reducir la muerte asociada a las infecciones odontogénicas graves.

El correcto control de las comorbilidades asociadas al paciente puede ser un motivo de pronóstico favorable en pacientes que desarrollan absceso profundo de cuello.

La impregnación farmacológica intravenosa inicial empírica, así como el drenaje y lavado quirúrgico continuo han mostrado ser el éxito en la supervivencia en pacientes con absceso profundo de cuello en el Hospital General de Xoco. El tratamiento médico multidisciplinario en el padecimiento por absceso profundo de cuello representa un logro en la supervivencia del paciente.

ANEXO 1: Definición e indicaciones de la traqueostomía.

Es sustancial realizar énfasis en diversificar el término traqueostomía de la traqueotomía.

La traqueotomía se define como una técnica quirúrgica que radica en crear una abertura a nivel de la tráquea cervical, seguida de la colocación de una cánula que imposibilite que se cierre la incisión recién realizada y que por lo tanto permita que el paciente siga respirando, de tal forma que se esquiva el paso del aire por la vía aérea superior, comunicándose el aire del ambiente exterior con la porción de la tráquea inferior, bronquios y pulmones.

El término traqueostomía es aquel acto quirúrgico que se origina a partir de la apertura antes mencionada de la tráquea, mediante la colocación de una cánula que tiene como objetivo comunicara el aire exterior con la vía aérea inferior, y por lo tanto la generación de una forma artificial de respiración. [3]

El diccionario de Términos Médicos de la Real Academia de Medicina, define a la traqueotomía como la incisión de la tráquea, mientras que define a la traqueostomía como la apertura de un orificio en la tráquea con el fin de permitir la respiración. [3]

Las indicaciones de la traqueotomía se pueden manifestar en diferentes escenarios, esta busca como objetivo brindar una vía de entrada del aire desde el ambiente exterior dirigido a la vía aérea inferior, esquivando los obstáculos que podrían estar presentes en la cavidad oral, faringe y laringe. [3]

A continuación, en la tabla n. 10 y n. 11 se enlistan dos clasificaciones que indican las indicaciones para realizar una traqueostomía. [3]

Tabla n. 10 Indicaciones para realizar el procedimiento de traqueostomía.

Obstrucción mecánica	Obstrucción por secreciones, insuficiencia respiratoria o ambas	Insuficiencia respiratoria en o tras:	Retención de exudados con insuficiencia respiratoria alveolar
a) Tumores de faringe, laríngea, tráquea o esófago.	a) Acumulación de exudados adherentes o insuficiente reflejo tusígeno.	a) Intoxicación por medicamentos o venenos.	a) Enfermedades del sistema nervioso central (apoplejía, encefalitis, poliomielitis, tétanos).
b) Malformaciones congénitas de la vía aérea/ digestiva superior.	b) Por intervenciones torácicas y abdominales.	b) Traumatismos cerrados de tórax con fractura de costillas.	b) Eclampsia.
c) Traumatismos de la laringe o tráquea.	c) Bronconeumonía.	c) Parálisis de la musculatura respiratoria.	c) Traumastimos graves cefálicos, cervicales, torácicos.
d) Aspiración de cuerpos extraños.	d) Vómito y aspiración del contenido gástrico.	d) Enfermedades crónicas obstructivas pulmonares (enfisema, bronquitis crónica, bronquiectasias, asma, atelectasias).	d) Coma neuroquirúrgico postoperatorio.
e) Traumatismos craneofaciales con edema de partes blandas o fractura de mandíbula.	e) Quemaduras de cara, cuello y del árbol respiratorio.		e) Embolia gaseosa o grasa.
f) Inflamaciones (edemas) de laríngea, tráquea, lengua, faringe Protección de vía aérea en abscesos profundos de cuello.	f) Estados pre-coma por descontrol metabólico (diabetes, hepático, renal).		

Tabla n. 11 Indicaciones para la traqueostomía según la AAOHNS.

Indicaciones para la traqueostomía según la American Academy of Otolaryngology Head and Neck Surgery.
1.   Intubación orotraqueal prolongada o con expectativas de serlo.
2.   Incapacidad del paciente para el manejo de las secreciones.
3.   Facilitación del soporte ventilatorio.
4.   Imposibilidad de intubación.
5.   Auxiliar en el manejo de o en la cirugía de cabeza y cuello.
6.   Auxiliar en el manejo de traumas de cabeza y cuello severos.

ANEXO 2: Técnica quirúrgica de la traqueotomía.

El procedimiento debe realizarse en una sala de quirófano, preferentemente bajo anestesia general. Suponiendo que esta situación no sea posible se tendrá que recurrir a la anestesia local, sin embargo, siempre se debe contar con la presencia de un médico anestesiólogo.

1. Previo a la intervención, se debe colocar al paciente en posición de decúbito dorsal y posicionar el cuello en hiperextensión, colocando un rodillo por debajo de los hombros, que tiene como objetivo elevar la tráquea.

2. Se realizan técnicas de antisepsia en el tejido cutáneo y se prosigue a la infiltración de anestesia local en la zona prevista para realizar la incisión.

3. A continuación se localizan las estructuras anatómicas laríngeas y traqueales mediante la palpación manual: Se fija la laringe con los dedos 1ro. y 3ro. de la mano izquierda y se palpa con el dedo índice de la otra mano el cartílago tiroides junto con su escotadura, el espacio cricotiroideo, cartílago cricoides, y los primeros anillos de la tráquea.

4. En cuanto a la incisión, generalmente, se puede efectuar mediante dos técnicas:

   a) Incisión transversal o descrita como levemente arciforme de suave concavidad superior, de alrededor de 5 cm de longitud, como referencia un dedo por debajo del borde inferior del cartílago cricoides, o a nivel de dos dedos por encima del hueco supraesternal. Este tipo de incisión se describe como más estética pero proporciona al cirujano un campo quirúrgico estrecho.

   b) Incisión vertical, centrada a nivel de la línea media, realizada en la zona de seguridad que se encuentra limitada por debajo por la horquilla esternal; por arriba por el cartílago cricoides y a ambos lados por los bordes anteriores de los músculos esternocleidomastoideos. Este tipo de incisión a pesar de ser descrita como una incisión menos estética tiene como ventaja proporcionar un campo quirúrgico más amplio.

5. Se disecca la piel, el tejido celular subcutáneo y el músculo cutáneo del cuello (platisma).

6. Se disecciona la capa anterior de aponeurosis cervical profunda y se separan los músculos prelaríngeos (esternohioideo y esternotiroideos). En ocasiones resulta necesario ligar una o ambas venas yugulares anteriores a este nivel.

7. Se debe localizar la línea media albicans de los músculos esternohiodeo y esternotiroideo y realizar la disección a este nivel.

8. Se incide la capa posterior de la aponeurosis cervical profunda, donde hace su aparición el istmo de la glándula tiroides, este puede llegar a alcanzar hasta el 3ro. o 4to. anillo de la tráquea, se suele seccionar y ligar con suturas para exponer adecuadamente la tráquea técnica descrita como traqueotomía transístmica, en ocasiones se puede desplazar cranealmente (traqueotomía infraístmica) o caudalmente (traqueotomía supraístmica).

9. En ambos lados de la tráquea discurre el paquete vasculonervioso del cuello compuesto por: la arteria carótida, la vena yugular interna y el nervio vago e inmediatamente por detrás de la tráquea se encuentra el esófago. En condiciones normales no se suelen dañar, pero cuando existen procesos tumorales, inflamatorios o traumáticos del cuello hay que extremar precauciones.

10. Se infiltra con anestesia local la pared anterior de la tráquea para evitar reflejos inhibitorios al acceder a ella.

11. Se incide la tráquea mediante una incisión vertical en el niño u horizontal en el adulto resecando una ventana del cartílago traqueal o realizando un colgajo en forma de U, evitando si es posible cortar el balón del tubo endotraqueal, y dejando indemne al menos un anillo traqueal por debajo del cartílago cricoides, idealmente se debe abrir a nivel del 3er anillo traqueal. Cuando la traqueotomía se realiza a un nivel muy alto (cerca al cartílago

cricoides), existe el riesgo de estenosis subglótica, la cual es difícil de tratar. Una traqueotomía a nivel muy bajo tiene el riesgo de hemorragia masiva por lesión del tronco braquiocefálico.

12. Se fija la tráquea a la piel con puntos de seda en el borde superior e inferior que incluyen a la piel, tejido celular subcutáneo y pared traqueal.

13. Al acceder a la tráquea, se desinfla el tubo orotraqueal y se extrae lentamente, justo por encima de la incisión sin retirarlo.

14. Se introduce la cánula de tamaño apropiado con su guía roma, previa verificación del estado del balón.

15. Una vez en su sitio, se aspiran secreciones o sangre con una sonda flexible y se cambia el circuito de ventilación a la cánula.

16. Confirmada una adecuada ventilación y oxigenación del paciente se retiran los separadores y el tubo endotraqueal. La cánula suele ser del número 7 u 8 en el adulto. En los niños se suelen utilizar cánulas del número 2 al 5. El balón de la cánula se debe inflar cuando corresponda, de acuerdo con la patología del paciente, y en la medida que se considere oportuna.

17. Finalmente, se revisa la hemostasia exhaustivamente y se sutura la piel en cada lado con 1 o 2 puntos de seda.

18. Se coloca el babero y las cintas específicas para sujetar la cánula traqueal alrededor del cuello y se procede a los cuidados post-operatorios inmediatos. [3]

Referencias bibliográficas.

1.Levy M. Intraperitoneal drainage. Am J Surg [Internet].
1984;147(3):309–14. Disponible en:
https://www.sciencedirect.com/science/article/pii/0002961084901569
        1.

2.Robinson JO. Surgical drainage: an historical perspective. Br J Surg
[Internet]. 1986;73(6):422–6. Disponible en:
http://dx.doi.org/10.1002/bjs.1800730603

3. García AC. Manual de manejo de la traqueotomía para Sanitarios y
Pacientes. Algeciras: LiberLIBRO; 2014.

4. Drenajes abdominales: una breve reseña histórica. Irish medi.
2001;94(6):164–6.

5. Fating NS, Saikrishna D, Vijay Kumar GS, Shetty SK, Raghavendra
Rao M. Detection of bacterial flora in orofacial space infections and
their antibiotic sensitivity profile. J Maxillofac Oral Surg [Internet].
2014;13(4):525–32. Disponible en: http://dx.doi.org/10.1007/s12663-
013-0575-7

6. Peterson LJ. Contemporary management of deep infections of the
neck. J Oral Maxillofac Surg [Internet]. 1993;51(3):226–31. Disponible
en:
https://www.sciencedirect.com/science/article/pii/S0278239110801624

7. Parthiban S, Muthukumar R, Karthi M. Ludwig's Angina: A Rare
Case Report [Internet]. Vol. 2, Indian Journal of Multidisciplinary
Dentistry; Chennai volume. 2012. Disponible en:

https://www.proquest.com/openview/61d00b025338d589404e13fee3e a2e33/1?pq-origsite=gscholar&cbl=1316336

8. Nicolaou KC, Rigol S. A brief history of antibiotics and select advances in their synthesis. J Antibiot (Tokyo) [Internet]. 2018 [citado el 25 de febrero de 2022];71(2):153–84. Disponible en: https://www.nature.com/articles/ja201762

9. Thompson. SH. Anatomy Relevant to Head, Neck, and Orofacial Infections. En: Head neck and Orofacial Infections. St. Louis Missouri: Elsevier; 2016. p. 60–93.

10. Ferneini EM, Goldberg MH. Management of oral and maxillofacial infections. J Oral Maxillofac Surg [Internet]. 2018 [citado el 25 de febrero de 2022];76(3):469–73. Disponible en: https://www.joms.org/article/S0278-2391(17)31452-0/fulltext

11. Flynn TR. Fundamentos del tratamiento y la prevención de las infecciones odontogénicas. In: Cirugía Oral y Maxilofacial Contemporánea. Barcelona, Spain: Elsevier Masson; 2014.

12. Dinulos JGH, Pace NC. Bacterial Infections. In: Eichenfield LF, Frieden IJ, Esterly NB, editors. Neonatal Dermatology. Toronto, ON, Canada: Elsevier; 2008. p. 173–91.

13. Karkos PD, Leong SC, Beer H, Apostolidou MT, Panarese A. Challenging airways in deep neck space infections. Am J Otolaryngol [Internet]. 2007;28(6):415–8. Available from: https://www.sciencedirect.com/science/article/pii/S0196070906002638

14. Flynn TR. Principles of Management of Odontogenic Infections. In: Peterson's principles of oral & maxillofacial surgery. Ontario: BC Decker; 2004. p. 277–312.

15. Rabie M. Shanti. TRF. Principles of Antimicrobial and Surgical Infection Management. In: Head neck and Orofacial Infections. St. Louis Missouri: Elsevier; 2016. p. 121–40.

16. Rosas LMA, Ballesteros FM, Taborda KNN, Fuentes FAP, Mora JA, Jens CT. Relación anatómico-radiológica de los espacios del cuello. Rev Médica Sanitas [Internet]. 2017 [cited 2022 Feb 25];20(1):40–9. Available from: https://revistas.unisanitas.edu.co/index.php/RMS/article/view/250

17. Matthew E. Lawler. ZP. Imaging for Head, Neck, and Orofacial Infections. In: Head neck and Orofacial Infections. St. Louis Missouri: Elsevier; 2016. p. 103–20.

18. Agarwal AK, Kanekar SG. Submandibular and sublingual spaces: diagnostic imaging and evaluation. Otolaryngol Clin North Am [Internet]. 2012 [cited 2022 Feb 25];45(6):1311–23. Available from: https://www.oto.theclinics.com/article/S0030-6665(12)00119-3/fulltext

19. Sadrameli M, Mupparapu M. Oral and maxillofacial anatomy. Radiol Clin North Am [Internet]. 2018 [cited 2022 Feb 25];56(1):13–29. Available from: https://www.radiologic.theclinics.com/article/S0033-8389(17)30126-4/fulltext

20. Heidegger T. Management of the difficult airway. N Engl J Med [Internet]. 2021;384(19):1836–47. Available from: http://dx.doi.org/10.1056/NEJMra1916801

21.Heim N, Wiedemeyer V, Reich RH, Martini M. The role of C-reactive protein and white blood cell count in the prediction of length of stay in hospital and severity of odontogenic abscess. J Craniomaxillofac Surg

[Internet]. 2018;46(12):2220–6. Available from:
https://www.sciencedirect.com/science/article/pii/S1010518218306140

22.Fu B, McGowan K, Sun JH, Batstone M. Increasing frequency and severity of odontogenic infection requiring hospital admission and surgical management. Br J Oral Maxillofac Surg [Internet]. 2020;58(4):409–15. Available from:
https://www.sciencedirect.com/science/article/pii/S0266435620300140

23. Flynn TR. What are the antibiotics of choice for odontogenic infections, and how long should the treatment course last? Oral Maxillofac Surg Clin North Am [Internet]. 2011 [cited 2022 Feb 25];23(4):519–36, v–vi. Available from:
https://www.oralmaxsurgery.theclinics.com/article/S1042-3699(11)00143-9/fulltext

24. Morton H. Goldberg. RGT. Odontogenic Infections and Deep Fascial Space Infections of Dental Origin. In: Oral and Maxillofacial Infections. Philadelphia, PA: Saunders; 2002. p. 163.

25. Flynn TR. Surgical management of orofacial infections. Atlas Oral Maxillofac Surg Clin North Am [Internet]. 2000 [cited 2022 Mar 1];8(1):77–100. Available from:
https://www.oralmaxsurgeryatlas.theclinics.com/article/S1061-3315(18)30043-X/pdf

26. Bischofberger AS. Drains, Bandages, and External Coaptation. In: Auer JA, Stick J, Kümmerle JM, Prange T, editors. Equine Surgery. St. Louis, Missouri: Elsevier; 2019. p. 280–300.

27. McCarter YS. Laboratory Microbiological Diagnostic Techniques. In: Oral and Maxillofacial Infections. Philadelphia, PA: Saunders; 2002. p. 43–61.

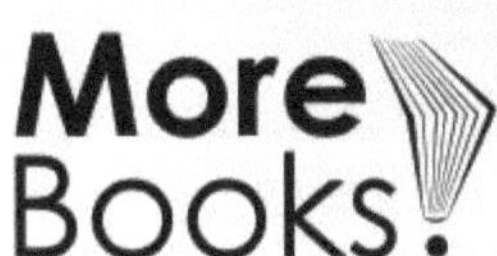

yes

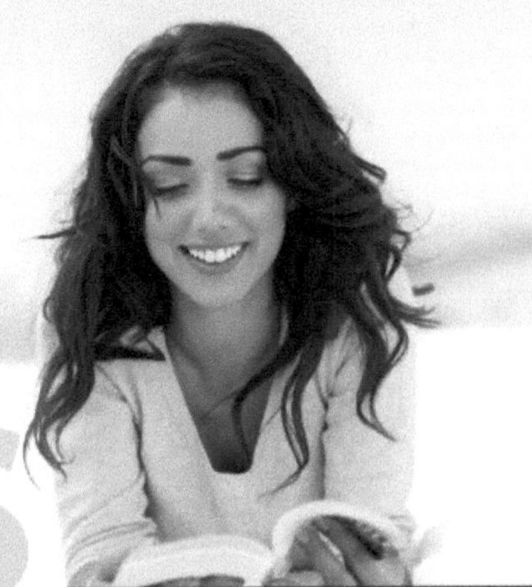

I want morebooks!

Buy your books fast and straightforward online - at one of world's fastest growing online book stores! Environmentally sound due to Print-on-Demand technologies.

Buy your books online at
www.morebooks.shop

¡Compre sus libros rápido y directo en internet, en una de las librerías en línea con mayor crecimiento en el mundo! Producción que protege el medio ambiente a través de las tecnologías de impresión bajo demanda.

Compre sus libros online en
www.morebooks.shop

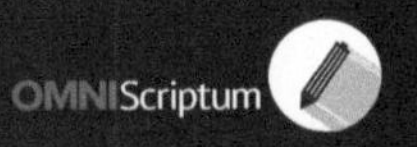

info@omniscriptum.com
www.omniscriptum.com

OMNIScriptum